STAP細胞の正体

「再生医療は幻想だ」
復活! 千島・森下学説

船瀬俊介
監修 森下敬一 医学博士

花伝社

まえがき

「ＳＴＡＰ細胞はある……！」

こう断言すれば、嘲笑が返ってくるかもしれない。

それは、もう一件落着。「存在しない」ことでケリが付いている。

だれでも、そう思っている。信じている。だから、本書のタイトルに眉をひそませる。怪訝な思いを抱く。それも、当然だろう。

「ところが、ＳＴＡＰ細胞は存在する」

なぜなら、その正体はリンパ球（白血球）だからだ。

「小保方さんが〝発見〟した、というのはリンパ球でしょう。それが、体細胞に変わる万能細胞であることは、理の当然です」

こう断言するのは森下敬一博士（国際自然医学会、会長）。博士は、半世紀以上も前に、学界から弾圧、抹殺された千島・森下学説の双璧の片方をなす。この学説を初めて聞いたという方が、ほとんどだろう。

それも、そのはず。現代医学どころか近代医学までもが、過去およそ二〇〇年にわたり、巨大な〝闇の勢力〟に完全支配されてきたからだ。

ここで、その名を明らかにしよう。それはロックフェラー財閥だ。〝かれら〟は一九世紀から、世界中の医療利権を独占してきた。

まずは、欧州でそれまで共存してきた五つの医学流派のうち四つの流派を徹底弾圧、排除したのだ。

それらは――①ナチュロパシー（自然療法）、②オステオパシー（整体療法）、③サイコパシー（心理療法）、④ホメオパシー（同種療法）だ。

同財閥と手を組んで、弾圧する側に回ったのが⑤アロパシー（薬物療法）だ。

「人間は、生まれながらに体内に一〇〇人の名医を持っている」

こう喝破したのが古代ギリシアの医聖ヒポクラテス。〝一〇〇人の名医〟とは自然治癒力に他ならない。

しかし、二〇〇〇年近く前、ドイツの生理学者ウィルヒョウは「生命は物質（モノ）である」という「機械論」を主張した。そして、こう断じたのだ。「モノに自ら治る力など、あるわけがない」。つまり、自然治癒力を真っ向から否定した。

そうして、こう宣言したのだ。

病気を治すのは、「医者であり、医薬であり、医術だ！」。

なんという奢り。なんという誤り……。このウィルヒョウの宣言（妄言）を、拍手で迎え入れたのがロックフェラー財閥である。

こうして、ウィルヒョウは〝近代医学の父〟という〝称号〟を恭《うやうや》しく授かった。同財閥は彼の機械的「生命論」を近代医学の中枢教義（セントラル・ドグマ）として医学教育（狂育）の根幹に据えた。

それは、いまだ現代医学の絶対律として医学教科書の真ん中に鎮座している。

ロックフェラー財閥が、ウィルヒョウ理論を徹底的に庇護したのは、その薬物療法・至上主義の故だ。時に、石油合成の化学技術が台頭し、数万トン単位で採掘した石油が、数ミリ単位の超高価な医薬品に化ける……。まさに、現代の錬金術。こうして、現代に至る医療利権を独占することで、同財閥は「石油王」から、さらに「医療王」として世界に君臨したのだ。

この世界医療利権〝闇の帝王〟の存在こそ、本書のテーマSTAP細胞騒動の謎を解く鍵なのである。

STAP細胞の真実を理解するには、千島・森下学説を理解しなければならない。

それは、五〇年以上も前に、〝闇の帝王〟の力で弾圧、抹殺された生命理論である。

それが、STAP細胞騒動を機に、闇の奥から復活してきた。その原理は、極めてシンプルである。

――食は血となり肉となる――

これは、逆もまた、真なり。

――肉は血となり食となる――

栄養源（食）は血球細胞（血）となり、体細胞（肉）となる。つまり、赤血球・白血球こそが万能細胞なのである。逆に、飢餓、怪我、治癒などのときには、体細胞は、血球細胞にもどり、さらに栄養源に戻る。生命現象とは、この無限の可逆的な繰り返しで営まれている。

あまりに当たり前すぎる現象であり、理論である。

「万能細胞である白血球が、体細胞になるのは当然です。小保方さんは、偶然にそれを〝発見〟したのでしょう。ただし、試験管内での再生は極めて困難なはずです」（森下博士）

以上の小学生でも判る理屈が、超一流（？）の学者センセイたちには理解できない。

不思議である。彼等は一様に猛烈に反発してくるだろう。

「そんなことは、教科書に書かれていない！」「習っていない！」

教科書秀才という言葉が頭に浮かぶ。教科書に書かれている内容を、できるだけ頭に詰め込んだ者が、〝秀才〟の栄冠を勝ち取る。つまり、〝かれら〟は記憶ロボット、暗記マシーンである。

習った理屈に現実が合わないと「現実が間違っている！」と叫ぶのだ。
まさに、ブラック・コメディである。

ｉＰＳ細胞からＳＴＡＰ細胞に連なる一連の騒動こそは、まさにその滑稽なるドラマである。しかし、それはマスメディアの狂奔を呼び、一人のうら若き女性研究者を追い詰め、有為な学者の自殺……という悲劇で幕を閉じた。ドラマのヒロインは〝魔女〟の烙印を押され、社会から放逐された。その背後に〝闇の力〟が働いたことは、いうまでもない。

この一連の〝魔女狩り〟騒動を、歴史の闇に風化させてはならない。
その真実を穿《うが》ち、掘り、その裏面を白日の下にさらさねばならない。
その思いで、ペンを執ったのが、本書執筆の契機である。
ページを繰ってほしい。
そこに、あなたは生命の真の荘厳な輝きを見ることだろう。

ＳＴＡＰ細胞の正体――「再生医療は幻想だ」復活！　千島・森下学説◆目次

プロローグ　マスコミが〝殺した〟笹井教授

自殺の衝撃は海外にまで走った

「あなたのせいではない……」

この一文を残して、笹井芳樹氏は首を縊《くく》った。

宛先は、小保方晴子さん。二〇一四年一月から始まったＳＴＡＰ細胞（Stimulus-Triggered Acquisition of Pluripotency cells：刺激惹起性多能性獲得細胞）騒動――。

それは最悪の結末を迎えた。

笹井氏は、享年五二という若さだった。肩書きは理化学研究所の発生・再生科学総合研究センター（ＣＤＢ：神戸市）、副センター長。二〇一四年八月五日、朝、彼は同センター研究棟の階段の手すりに紐をかけて、首をつった状態で発見された。一一〇番を受けた兵庫県警が急行、死亡を確認した。センター敷地には、救急車やパトカーが集結し、ただならぬ雰囲気。関係者は一様に「言葉にならない」と声を震わせた。

悲報は、国内だけでなく海外にも一大衝撃を与えた。笹井氏は、新たな万能細胞とされたSTAP細胞論文を執筆した小保方晴子さん（当時三〇）の指導役。同研究の統括責任者でもあった。この一月に理研が大々的に開いた記者会見にも同席して、小保方さんの快挙を笑顔で称えている。論文への疑義が発覚して社会的騒動となってからも、STAP細胞が存在する可能性を強調していた。問題のSTAP細胞論文は、一月三〇日付の英科学誌『ネイチャー』に掲載された。

ところが、画像や文章の流用などが相次いで発覚し、社会問題となった。理研調査委員会は、小保方さんにねつ造や改ざんがあった、と結論づけた。

しかし、小保方さんは不服申し立てを行い、記者会見で「STAP細胞はあります！」と主張。世間の耳目《じもく》を集めた。一方、理研の改革委員会は、指導役である「笹井氏の責任は重大」と指摘。さらに、彼が副センター長を務めるCDB解体まで提言した。『ネイチャー』は、激しい批判を受け、論文の不備を認め、七月に論文を撤回。こうして笹井・小保方師弟共々、二人は社会的にも研究的にも、追い詰められていた。

笹井氏は兵庫県出身。一九八六年、京都大学医学部を卒業後、米カリフォルニア大学ロサンゼルス校への留学を経て、九八年、三六歳という若さで京都大学教授に抜擢されている。所属は、京都大学再生医科学研究所。さらに〇三年には拠点を理研に移し、一三年からは副センター長。まさに、華麗なる経歴というしかない。その医学界超エリートコースを駆け上ってきた彼の人生は、STAP細胞騒動で突如、暗転した。

「ＳＴＡＰ細胞を必ず再現して」

四通の遺書が残されていた。

現場近く、カバンの中に三通、秘書の机の上に一通置かれていた。小保方さんへの遺書には「ＳＴＡＰ細胞を必ず再現してください」と綴られていたという。

理研関係者によれば、笹井氏は三月に一か月弱、心身症で入院していた。まさに「心身ともに疲れ果てていた」のだ。

死亡当日、竹市雅俊・理研センター長も苦渋の会見をしている。

「一〇日ほど前から研究員と科学的な会話ができなくなったと聞き、休養が必要と家族に提案したばかりだった……」

同僚研究者も証言する。

「ＳＴＡＰ論文が出てから心療内科を受診するようになり、一度は回復したが、また体調を壊した。薬の副作用なのか、はっきりしゃべることができない状態だった」

「身体に発疹が出て、相当なストレスを抱えていた。センターを辞めた方がいいと助言したが、はっきりとした答えはなかった」

まさに疲弊しきった深刻な症状が伝わってくる。

彼は、周囲に「自分の研究室がなくなるかもしれない」と漏らし、研究員たちには転職活動を勧めていた、という。さらに、「少しでも再就職に有利になれば、と思ったのか、熱心に論文を添削していた」という証言も。思いやりのある情の深い方だったことがうかがえる。彼は問題発覚までは、次期センター長の有力候補。本人も意欲を見せていた。そこに人生の暗転が襲った。

小保方さんの受けた衝撃の深さは想像に余りある。

彼女は、四月に笹井氏が記者会見に登壇した姿を見て、こう涙ながらに話している。

「尊敬する笹井先生が、私の過ちのため、厳しい質問に答えている姿を見て、本当に申し訳ない気持ちでいっぱいです」

理研は、彼女の身を案じて二人の職員を張り付かせていた、という。

身内からも非情の責めを受ける

「再生医学の世界的研究者」

これが、故・笹井氏への評価だ。万能細胞の一種「ES細胞」を発見したことで世界的に知られる。さらに、ES細胞を出発点に、バラバラの細胞が集まって自発的に構造を作る「自己組織化」という仕組みを使って、神経組織や網膜を作り上げる研究で、世界的な成果を挙げて注目されていた。

また、一月に発表した小保方さんのSTAP細胞論文の疑惑が発覚した後も、四月に都内で記者会見を行い、論文撤回の意思表明とともに謝罪。しかし、一方では「STAP現象は、有力な仮説」と同細胞の存在する可能性を指摘していた。

四月の会見では、小保方さんの論文が、理研調査委員会により「ねつ造」の認定を受けたことに「シニア・アドバイザーとして責任を感じる」と謝罪。他方、「共著者になるつもりはなかったが、バカンティ教授（米ハーバード大学）の強い要請で著者に加わった」と釈明している。また「生データや実験ノートを見る機会はなかった」と、自らは問題となったデータ作成には「関与していない」と答えている。

しかし、理研の改革委員会は、責任追及の矛《ほこ》を納めず「CDB解体」「笹井氏の辞任」を強く迫っている。

笹井氏は、身内からも非情の責め苦を受けていた。

アベノミクス大失敗を隠すため

それにしても、STAP細胞をめぐる一連のマスコミ報道……。

それは異常の一言に尽きる。

まさに、小保方さんや、笹井氏は、マスコミの好餌《こうじ》として食い尽くされたのだ。たかが学問の世界での話題である。たかが一論文の是非である。しかし、それをめぐって日本国中のメディアは狂奔した。

マスコミ手法に三つある。

「逸《そ》らす」「煽《あお》る」「落す」である。

（1）「逸《そ》らす」 まず、大衆の関心、目線を、社会の重大問題から外す。そのため、どうでもよい話題をぶち上げ、公衆の耳目《じもく》をそちらに集中させるのだ。

私は、小保方さんのSTAP細胞騒動に、まさに、この世論操作の手法が使われた、と確信する。では、マスコミは大衆の関心を何から「逸らそう」としたのか？

それは、アベノミクスという経済政策の大失敗を覆い隠すためである。

私は『日本病――経済の真相』『経済難民時代を生き抜くサバイバル読本』（ビジネス社）の二部作で、アベノミクスの虚妄と失敗を徹底的に暴いた。それは想像を絶するほどの大破綻である。経済専門家は、それを〝ドアホノミクス〟と酷評する（同志社大学、浜矩子《のりこ》教授）。

この戦慄する日本経済の崩壊を、大衆の目から隠蔽するためにSTAP細胞騒動は、〝活用〟されたのである。それ以前にも、滑稽な大衆操作は行われた。それが、〝全聾《ぜんろう》のベートーベン〟事件だ。佐村河内なにがしの贋作《がんさく》スキャンダル。それを、マスコミは熱狂的に報道し、三時間近い生放送による会見まで設定した。それもSTAP細胞騒動と酷似する。その後も、兵庫県の号泣県議など、馬鹿馬鹿しい世論操作のタネには、こと欠かない。まさに、パンとサーカス。大衆操作と愚民化の手法は、ローマ時代から変わらない。

（2）「煽《あお》る」 一度火を付けたスキャンダルは、大いに煽らなければならない。STAP細胞の小保方論文の各所に、不備が見つかった。ここぞとばかりにマスコミは殺到し、これでもかとばかりに暴露合戦に熱狂した。こうしてメディアの紙面は、画面は、燃え上がるSTAP騒動で占められた。

（3）**「落す」** マスコミは「上げて」「落して」二度おいしい。

まずターゲット（獲物）を、できるだけ高く持ち上げる。小保方さん報道が、まずそうだった。愛くるしい彼女を、理系女子の鏡、リケジョとまで持ち上げ、絶賛した。まさに、彼女は一躍、時の人、つまり輝くスターだった。それが、論文不正発覚以来、マスコミは手のひら返しでバッシングに転じた。高く持ち上げるほど、後で叩き落としたときの衝撃は激しい。その高低差は致命傷となる。笹井氏の自殺は、まさにその落差の強さをうかがわせる。

一月、STAP細胞発見、記者会見の席で、愛弟子を見守る笹井氏の笑顔は晴れ晴れとしていた。まさか、わずか四か月後に、悲劇が自らを待ち受けているなど、夢にも思わなかったはずだ。

笹井氏はNHKに〝殺された〟

心身共に憔悴しきっていた笹井氏にトドメを刺したのがNHKである。

あろうことかNHK記者は小保方さんに強行取材を敢行し、転倒させ全治二週間のケガを負わせている。これは、もはや正規の取材とはいえない。露骨な暴行傷害である。暴走取材ならぬ〝暴行取材〟。少なくとも過失傷害事件だ。警察は記者の逮捕、立件を行うべきである。しかし、警察が動いたという話は、いっさい聞かない。記者は『NHKスペシャル』の取材で、小保方さんを追い駆け回し、ついにケガをさせてしまった。刑事事件となる違法取材が行われたのだ。N

HK当局は小保方さんら関係方面に謝罪し、番組放映は即中止されて当然だった。

違法手段で取材された番組が放映されることなど、あってはならない。

しかし……「取材対象者に対して、強引な追跡取材をした揚げ句、負傷させてしまうという由々しき事態を引き起こしたが、負傷事故からわずか四日後の七月二七日夜、NHKはNスペの放送に踏み切った」（『日刊ゲンダイ』二〇一四年七月二九日）

その時間帯は、知床のヒグマの生態を紹介する予定だった。それを飛ばして、急きょ、小保方スキャンダル放映を強行した。

さらにNHKは、番組告知HPで「史上空前といわれる論文ねつ造」と煽った。そして、「調査報告　STAP細胞　不正の深層」と過激タイトルを打った。まさに、最初から不正と決め付けた番組作りなのだ。

さらに、笹井氏と小保方さんとの間で交わされた私的なメール内容まで、公開している。これは、明らかにプライバシー侵害以外の何者でも無い。

「いかにも、二人の男女の関係を伺わせるような番組作りで、実に興味本位の悪意を感じた」

番組を見た知人も不快感を隠さない。

この悪意に満ちた全国放送は、心身共に憔悴していた笹井氏にとって致命的だった。

笹井氏が自ら命を絶ったのは、それからわずか一〇日後のことである。

第1章　光と闇……ＳＴＡＰ騒動とは？

〝リケジョの星〟！　笑顔のデビュー

体細胞が万能細胞に戻った！

——全国が注視するＳＴＡＰ細胞「騒動」——。

それは、二〇一四年一月二八日にさかのぼる。

この日メディアは久々に明るい話題に沸いた。理化学研究所（理研）が新しい万能細胞であるＳＴＡＰ細胞作成に成功した、と報じたからだ。

その功労者は、割烹着の似合う愛らしい女性。理研の発生・再生科学研究センターの小保方晴子（当時三〇）、研究ユニットリーダー。

「誰にも信じてもらえず、泣き明かした夜も数しれません。それでも今日一日、あした一日だけ頑張ろうと、思っていたらここまで来ました」

メディアは、まずその魅力的な容姿に飛び付いた。実験の壁紙もピンク。ムーミンのグッズがあふれ、研究室の五人のスタッフも全て女性。記者会見では、小保方さんに好みの色や、恋人の有無にまで、質問が飛んだ。

彼女は、一躍、リケジョ（理科系女子）の星として持てはやされた。

小保方さんが開発した万能細胞「ＳＴＡＰ細胞」。正式には「刺激惹起性多能性獲得細胞」。

その作り方は、あっけないほど簡単だった。

「体細胞を弱い酸性の溶液に約三〇分浸して培養するだけ」

その刺激で、ＳＴＡＰ細胞に〝奇跡〟が起きた。……筋肉や血液など多様な体細胞に分化する前の状態の〝万能細胞〟に戻ったのだ。

「オレンジジュースくらいの酸でもできるんです」

小保方さんは、にっこり笑顔でテレビカメラに向かって語っていた。

万能細胞は、再生医療や製薬などに役立つと、医療産業は熱い期待を寄せている。

「常識破りなのは、体細胞は分化すると逆戻りは起きない、とされている点を覆《くつがえ》したことだ」

（『東京新聞』二〇一四年一月三一日）

ＥＳ、ｉＰＳ、ＳＴＡＰ細胞の違い

万能細胞と聞いて、すぐに想像するのはｉＰＳ細胞だろう。

京都大学の山中伸弥教授が開発し、ノーベル賞を受賞した。これは人工多能性幹細胞と呼ばれ、こちらは遺伝子を操作して、人工的に万能細胞を作る。一方、小保方さんは、ＳＴＡＰ細胞では、細胞自身が外部〝刺激〟で逆戻りすることを見つけた。関連論文の掲載を英科学誌『ネイチャー』に求めたが、何度も突き返された、という。

「だれも信じてくれなかったことが何より大変だった」（小保方さん）

さて――。

ここで、万能細胞うんぬんと聞いて、すぐに理解できる人は、ほとんどいないだろう。学界で確認されている〝万能細胞〟は三種類ある。

▼ＥＳ細胞

能力：神経や筋肉などほとんどの細胞に変化する。しかし、胎盤はできない。ほぼ無限に増殖する。

長所：遺伝子を導入しないのでガン化の恐れが少ない。

課題：受精卵を壊して作るため、倫理的な問題が伴う。

▼ｉＰＳ細胞

能力：神経や筋肉などほとんどの細胞に変化する。しかし、胎盤はできない。ほぼ無限に増殖する。

長所：受精卵を使わない。よって、倫理的な問題は少ない。
課題：遺伝子を導入するので、ガンになる恐れがある。初期化の仕組みが不明。

▼STAP細胞

能力：神経や筋肉、胎盤にもなる。そのままでは増殖能力は低い。
長所：効率よく作れて、倫理上の問題も少ない。
課題：ヒトの細胞では、まだ実施していない。初期化の仕組みが不明。

このSTAP細胞の〝発見〟に、メディアは一様に興奮した。

「生物学の常識を覆す発見」「生物学や医学にノーベル賞級の影響を及ぼす」。これには、私はただ苦笑いするしかない。

千島・森下学説からは、生物学の常識

「食は血となり肉となる」

後述のように——体細胞が万能細胞に逆戻りする——それは、もはや生物学の常識なのだ。それを実証したのが千島・森下学説だ。

「食は血となり肉となる」。同様に、飢餓や傷の場合、「肉（体細胞）は、血（血球細胞）になり

食（栄養）となる」。あまりに簡単すぎる真理なので、説明するのもはばかられる。

千島・森下学説は、故・千島喜久男博士が提唱し、森下敬一博士が実証を重ねた理論だ。その意味で森下博士は、千島博士の一番弟子といえる。

しかし、この学説は、五〇年以上も昔に発表されながら学界から完全黙殺されて今日に至っている。

医者の知人たちに尋ねると、医学界で、この学説の名を口にすることは、絶対タブーだという。

まさに、弾圧、圧殺の憂き目にあった〝幻の学説〟なのである。

山中教授がiPS細胞〝発見〟でノーベル賞を受賞したときも、森下先生は胡座《あぐら》の身体を揺すりながら笑われた。

「山中教授の受賞は、まずはめでたいこと。お祝いを申し上げたい」

と前置きして、

「これをボクは五〇年以上も前に〝発見〟しているのだがねェ……」

そして、相好を崩して茶目っけたっぷりに言われた。

「ノーベル賞を、ボクは一〇個くらい、いやダースでもらってもいいくらいカナ」（大笑い）

「STAP細胞はありうる」（森下博士）

そして、今度はSTAP細胞騒動である。

二〇一四年四月六日、JR中央線、高尾駅近くの小高い丘にある森下長寿研究所で恒例の花見句会が開かれた。芝生の庭には、しだれ桜が淡い影を落して風に揺れている。

それぞれ作句を講評しあい、句会はおおいに盛り上がった。ちなみに森下先生の俳号は虎児《とらじ》。少年時代から俳句をたしなんでおられる。句の世界も絵画的で奥深く、なかなか圧倒される。さて、その後は先生を囲んで酒のグラス片手に歓談のひととき。話題はどうしても、STAP細胞の小保方さんの話になる。

森下先生に質問があいつぐ。先生は悠然とうなずきながら、

「山中さんのiPS細胞は、遺伝子操作をしているから不自然。リンパ球を使った小保方さんの方に合理性がありますよ」

私淑する森下先生が、STAP細胞を前向きにとらえているのに、一同、うなずく。

私も、STAP細胞のニュースに接した時、別段、驚きもしなかった。

「体細胞が、刺激で万能細胞に戻る。そんなのはあたりまえ。飢餓状態や怪我をしたときなど、それで細胞はフィードバックしているのだから……」

いわゆる千島・森下学説が唱える「細胞可逆説」。それ以外にも、「腸管造血説」「細胞新生説」などがある。

句会に参加した、他の人々も、当然、千島・森下学説を熟知している。

だから、なんで今ごろと、首をひねる。

薬殺こそ医療マフィアの〝常識〟

小保方さんは、マウスの血球細胞（リンパ球）に、酸性刺激を与えたら、万能細胞（ＳＴＡＰ細胞）に戻った、と発表。それが、世間では「医学界の常識を覆す」と大騒ぎになっているのだ。〝医学界の常識〟とは、現代医療を巨大利権として支配する巨大勢力が、でっちあげたものだ。その正体をあっさり言ってしまえば、ロックフェラー財閥であり、ロスチャイルド財閥なのだ。

とくに、ロックフェラー財閥は、一九世紀から世界の医療利権を独占するため、強大な力で暗躍してきた。そこで、〝かれら〟の利権の邪魔になる真実の理論は、徹底的に叩き潰してきた。

〝かれら〟は、まず医聖ヒポクラテス以来の真理、自然治癒力の存在すら否定した。

こうして近代医学は、宇宙の真理である自然治癒力を根底から否定することから、スタートしたのだ。そして、ロックフェラー財閥等が独占する巨大製薬メーカーが大量生産する医薬品以外では「病気は治らない」と、空恐ろしい嘘で医学生たちを〝洗脳〟した。

さらにドイツ生理学者ウィルヒョウは「ガン細胞は一度生まれると、宿主を殺すまで無限に増殖する」という驚倒する嘘をでっちあげた。彼はガン細胞を攻撃する免疫細胞（ＮＫ細胞等）の存在すら知らなかった！

さらに種痘を主張した〝予防接種の父〟ジェンナーもペテン師だった。

種痘を広めるほど、爆発的に天然痘は猛威を振るったのだ（参照、拙著『ワクチンの罠』イーストプレス）。

八割の〝ガン死者〟は病院で虐殺

ちなみに、ロックフェラー財閥は「ガンは自然には治らない」と医学生たちに教え、〝抗ガン剤〟として、あろうことか毒ガス兵器（マスタードガス）を採用したのだ。その発ガン死亡率は、四〇～五〇倍という、超猛毒〝療法〟だった。おびただしいガン患者が、ガンではなく、抗ガン剤の超猛毒で〝毒殺〟されていった。毎年、日本では三六万人が――ガンで死んだ――とされている。しかし、その八割二九万人は、抗ガン剤、放射線、手術の三大療法で〝虐殺〟されているのだ。

これが、〝かれら〟のいう〝医学の常識〟なのだ。

この驚愕事実を、〝かれら〟に家畜として飼われている人類は、永遠に気付かない。

ちなみに世界の医療利権を独占したロックフェラー一族は、病気にかかっても、絶対に医者にはかからない。〝かれら〟が信頼し、そばに置くのは代替療法のホメオパシー医師たちのみだ。そして、絶対に薬は飲まない。それが、たんなる〝毒物〟でしかないことを知っているからだ。

医学は〝死神〟、病院は〝死の教会〟

こうして、近代医学理論は悪魔と死神に乗っ取られたのだ。

「現代医学の神は死神であり、病院は死の教会である」（ロバート・メンデルソン博士）

千島・森下学説も、〝かれら〟の利益に反する理論なので、半世紀も前に徹底的に弾圧、排除されたわけである。

現代医学の〝常識〟とは、ロックフェラー財閥など国際医療マフィアがねつ造したものなのだ。だから、世界の医学部で行われている医学教育は、正確にいえば医学〝狂育〟でしかない。

千島・森下学説の詳細は、第7章にゆずる。まずは、最低限の基礎知識として、体細胞が万能細胞に変化する「細胞可逆説」を、理解しておいてほしい。

「細胞可逆説」を理解しないと、傷が治癒する理由も理解できない。

空腹、飢餓状態で体重が減る理由すら理解できなくなる。

体細胞が万能細胞に戻る——など、身体の中では日々起こっている現象なのだ。ただ、それを試験管の中で再現しようとするから、困難なのだ。試験管と人体内では、その生理環境は、まったく異なる。動物や人間の生理現象を観察すれば、一発で理解できるはずだ。なのに、STAP細胞は「ある」「ない」と大騒ぎしているのは、まさにコッケイであることに、気付くべきだ。

論文ミス続出……凄まじい逆風

噴出する疑惑の数々

さて——。

当初、リケジョ（理系女子）の星と、称えられた小保方さん。その後、彼女を思わぬ試練が襲う。

彼女が『ネイチャー』（二〇一四年一月二九日付）に掲載した論文に、数多くの〝ミス〟〝不備〟が、次々に発見されたのだ。「オレンジジュース程度の弱酸性の液体に浸すだけで、身体のどんな細胞にも成長できる反応細胞（STAP細胞）にできる」

あまりに呆気ない理論だが、論文の各所に誤りが指摘され、その信憑性自体が疑われることになった。

批判はまずネット上で噴出した。二月上旬から海外の論文検証サイトで「論文に不自然な点がある」と指摘され始めた。それら批判を受け、理研でも二月一三日から、調査を開始。マスコミも「小保方論文に疑義あり」と次々に報じるようになった。掲載した『ネイチャー』も一七日付ニュースで、異例の独自調査を開始したと公表。こうして、風向きは完全に逆風に変わってしまった。理研自体も批判の高まりに恐れをなしたのか、ホームページトップに誇らしげに掲載していた小保方さんの記事を削除した。身内からも冷たい逆風が吹き始めた。

――批判の指摘は、多岐にわたった。

▼画像使い回し　違う実験なのに同じマウス胎盤の写真を掲載。STAP細胞を使って作ったマウスの胎仔《たいじ》と一緒の胎盤写真が、別の方法で作ったとされる胎盤写真と同じ。

これに対して、論文の共著者で、胎盤の撮影を担当した山梨大学の若山照彦教授は、こう釈明している。

「ＳＴＡＰ細胞を使って作成した複数のマウスの胎仔の写真を何百枚も撮影したため、小保方さんがおなじマウスの写真を二回使ってしまった」

つまり単純ミスで、悪意はなかった、という解説だ。

ただし、カリフォルニア大学医学部で再生医療の権威、Ｐ・ノフラー教授は指摘する。

「画像の混同というミスは大問題。過去には論文撤回の理由になったこともある」

▼画像加工の跡　ＳＴＡＰ細胞がリンパ球からできたことを示すため、遺伝子の長さを計った実験結果の帯両脇に黒い加工の跡。

▼他論文の複写　実験方法を示す部分で、ドイツ人研究者の論文から複写？　スペルなどの間違いも含めて、ほぼ同一。

▼データ未公開　実験に使った動物の遺伝子情報を遺伝子データベースに公開する規則がある。しかし、小保方論文は、未公開のまま掲載されている。これでは、第三者が検証できない。

▼博士論文から転用　今回の件とは無関係だが、三年前に早稲田大学大学院在学中に書いた博士論文の全一〇八ページのうち、約二〇ページにわたって、米国立保険研究所（ＮＩＨ）のサイト内の「幹細胞の基礎」という文書がコピペされていた。

▼画像も転用　この博士論文に使われた画像四点が、『ネイチャー』論文に転用されていた。

ＳＴＡＰ細胞が様々な組織に変わった〝証拠〟としての写真に使用。

▼実験手順書　ＳＴＡＰ細胞から育てたＳＴＡＰ幹細胞では、リンパ球が初期化された証拠である遺伝子再構成が起きないと表明している。論文とは矛盾が生じてしまう。

――これら続出（噴出）する疑惑は、猛然たるバッシングの嵐となって、小保方さんに襲いかかった。

沈黙する共著者、指導教官たち

「ノーベル賞級発見をしたヒロイン」から「希代の詐欺師」と酷評されるほど転落してしまった。しかし、問題論文について小保方さん一人の責任を問うのは酷だろう。

執筆責任者は小保方さんでも、理研の笹井芳樹副センター長は、上司で共著者でもある。丹羽仁史プロジェクトリーダーも共著者。若山照彦元チームリーダー（現、山梨大学教授）は実験を担当。さらに、ハーバード大学付属病院のＣ・バカンティ教授は留学先での指導教官かつ共同責任者。さらに、早稲田大学、常田聡教授は大学の指導教官。東京女子医科大学、大和雅之教授は、大学院の指導者である。これだけ錚錚《そうそう》たる顔触れの指導者、共著者がいる……ということは、まだ三〇歳そこその研究員、小保方さんが未熟であることを十二分に承知していたからではないのか。

体細胞への〝刺激〟で、万能細胞に変化する――これはバカンティ教授や大和教授が唱えていた構想だ。さらに執筆は、再生医学で日本を代表する笹井氏が主導、マウス実験では名人として知られる若山教授が担当した。まさに、万全の布陣ではないか。

さらに小保方さんは早稲田大学、常田教授の研究室で学び、大和教授の知人であったバカンティ教授の元に留学して万能細胞のアイデアを知った。

山中教授より優位に立てた！

関係者は証言する。

「笹井さんは、小保方さんを大舞台に押し上げようと一生懸命だった。会見に備えて、理研広報チームが一か月前から、ピンクや黄色の実験室を準備し、話題になった割烹着の演出も思い付いた」

文科省幹部も語る。

「笹井先生は嬉しかったんだと思う。iPS細胞が見つかるまでは、笹井先生が山中教授より上にいましたからね」

しかし、暗転は早かった。それまで小保方さんを誇らしげにデビューさせた共著者や指導教官たちも、マスメディアによる凄まじい小保方バッシングに恐れをなした。彼等は、殺到する取材攻勢にも必死に沈黙で堪えた。そして、ついに、それまで小保方さんを庇《かば》ってきた若山教授（前出）も匙《さじ》を投げた。こう公言している。

「ＳＴＡＰ細胞の存在に、確信がもてなくなった。論文を撤回すべきだ」

三月一四日、ついに論文共著者たちは、謝罪に追い込まれた。

「心よりお詫びします。論文に不備が見つかったことは、その信頼性を損ねるものとして、重く受け止め、論文を取り下げる可能性を検討しています」（共著者連名）

はしゃぎすぎたツケは、あまりに大きすぎた。

小保方さんも、理研の調査委員会に対して、こう謝罪している。

「画像を切り貼りすることに、やってはいけないという認識がなかった」

無邪気にすぎたツケも、あまりに大きすぎる。

「ＳＴＡＰ細胞は、あります！」涙の抵抗

四月、異様な小保方さん会見

「ＳＴＡＰ細胞は、あります！」

まっすぐ前を向いて、きっぱりと言い切った。

ホテルの会見場は超満席。記者やテレビカメラが埋め尽くす。異様な熱気の中、登壇した小保方晴子さんは、臆することなく口を開いた。

二〇一四年四月九日。まず、理研の調査委員会が、一日、最終報告で「ねつ造」「改ざん」と

認定したＳＴＡＰ細胞論文の画像不備などについて釈明、謝罪した。

「いろいろな研究室を渡り歩く中、自己流で研究をしてきた私の未熟さ、不勉強が原因です」

深々と頭を垂れて謝罪した。

ただ、これらの誤りは「悪意によるものではない」ときっぱり否定。「ＳＴＡＰ細胞を二〇〇回以上も作成しています」と、思わず笑みを浮かべて語り「他の研究者も作成に成功していま す」と言い足した。会場から「別種の万能細胞であるＥＳ細胞が混入して、ＳＴＡＰ細胞と誤認したのではないか」との質問には「研究室でＥＳ細胞はいっさい培養しておらず、ありえない」と否定。記者から厳しい質問が矢継ぎ早に放たれる。会見は約二時間半にもおよんだ。この様子は、全国に生中継された。まさに、異例ずくめの記者会見となった。

ときに涙で頬を濡らし、面《おも》やつれしてはいたが、毅然としてまっすぐテレビカメラを見据えての会見だった。

理研の調査報告書にもキッパリ答えている。

「改ざん、ねつ造と決め付けられたことは、とても承服できない」（四月一日）

「論文の撤回に同意したことは一度もない。取り下げるつもりもない」（二日、弁護士を通じて）

「論文を撤回すると実験がなかったことになる。成果をゼロにしてしまう」（五月一二日、同）

しかし、強気の彼女も心が折れたようだ。

「（ＳＴＡＰ細胞の主要論文撤回への同意について）仕方がなかった。悲しい」（六月一四日、

同）

「あなたをおいて逝《い》くことを許して」（笹井氏遺書）

ES細胞研究では「国の宝」

そして、八月五日……。事態は最悪の暗転にいたった。

「小保方さんをおいて、すべてを投げ出すことを許してください」（遺書より）

突然の自殺で、内外に一大衝撃を与えた笹井氏。二〇一二年にノーベル賞を受賞した英国のジョン・ガードン博士の孫弟子に当たる。この年、京都大学山中伸弥教授も、ともにノーベル賞を受賞している。

笹井氏はバラバラの細胞が集まってひとりでに組織構造を作る「自己組織化」という手法を用いて、ES細胞（胚性幹細胞）から立体的な脳や目の組織を作り出すことに成功し、国際的な評価を勝ち取っている。

再生医学分野では、抜きんでた存在であった。専門家によれば「〇六年に山中氏がiPS細胞（人工多能性幹細胞）を発表するまでは、再生医療の応用研究でノーベル賞にもっとも近い、と言われていた」という。その優れた業績に「国の宝」とまで称える声もある。その研究界の至宝を、マスコミは寄ってたかって、叩き潰したのである。

理研に拠点を移した笹井氏は、一三年から副センター長を務めるとともに、ＥＳ細胞やｉＰＳ細胞を使って眼病治療をめざす国のプロジェクト拠点長に選抜され、研究成果の医療応用に乗り出した矢先だった。

まさに、順風満帆のエリート人生。それが、ＳＴＡＰ細胞「騒動」で一転、頓挫した。エリートの挫折といえばそれまでだが、バッシングに血道をあげたメディア側に、この悲劇を予測できなかったことが悔やまれる。

薬の副作用で受け答えできず

四月、全国に生中継された笹井氏の記者会見も異例だった。

そこでも「ＳＴＡＰ現象は、合理性の高い仮説」と強気の姿勢は崩すことはなかった。

しかし、以来、公の場に姿を表すことはなかった。自宅にも姿を見せることはなかった、という。マスコミの張り込みで、近付くことすらできなかったのだろう。

一方で、小保方氏の指導役として責任を問う声は日増しに高まり、六月の検証委員会は、笹井氏が研究の秘密保持を優先し、閉鎖的な『囲い込み状態』を作ったとして厳しく非難した。放映されたＮＨＫスペシャル「調査報告　ＳＴＡＰ細胞　不正の深層」も笹井氏の責任を徹底追及する内容で反響を呼んでいた。笹井氏は騒動後は神戸市の自宅にも姿を見せず、雲隠れ生活を続けていたという。

ＮＨＫスペシャルは、笹井氏が最初から論文の不備を知っていた可能性を示唆していた。さらに、さかのぼる三月には「副センター長を辞めたい」と辞意を竹市センター長に申し出ているが拒絶されている。理研は、結局、笹井氏一人に責任を押しつけたのだ。

ちなみに論文の共著者である山梨大学の若山照彦教授は、笹井氏自死の訃報を受けて驚愕、体調不良を訴えて、カウンセリングを受けている、という。

この年の一月、意気揚々と笑顔でＳＴＡＰ細胞の発表会見にのぞんだ三人は、いずれも不幸のどん底に突き落とされた。

師匠バカンティ教授も退任

恩師、笹井氏の訃報に続き、さらに小保方さんに追い討ち。それは、アメリカでの師匠、バカンティ教授の失脚だ。同教授は問題のＳＴＡＰ細胞論文の共著者でもある。

そのパートナーが、ハーバード大学系列グリガム・アンド・ウィメンズ病院の麻酔科長を九月一日付けで退任すると同病院から発表された。一年間の休職（リフレッシュ休暇）というが、実質、解雇であることは間違いない。同教授は同僚らに次のようなメールを送っている。

「複雑な気持ちで、皆さんに私の決断をお知らせする」と退任を表明。そこでは、騒動の源となったＳＴＡＰ細胞問題には、触れてはいない。このメールを公開した米カリフォルニア大学デービス校のナウフラー准教授は「病院の内部調査が進んでいる可能性がある」と指摘している。

世界の科学界にまで、日本のＳＴＡＰ細胞騒動は波及しており、さらに中心人物の笹井氏自殺の衝撃波は、加熱をヒートアップ。当初、論文精度に強気の自信を示していたバカンティ教授も、論文撤回の同意に追い込まれていった。

業界関係者によれば「同教授は〝米国版小保方さん〟のような状況にある」という。

さらに「同氏の研究室では以前から、論文不正が横行していたという気になる噂も出回っている。大ごとになる前に〝逃げた〟のかもしれない」（『東京スポーツ』二〇一四年八月一四日）

ハーバード大学にも責任の一端

バカンティ教授は、ＮＨＫスペシャル（前出）でも、批判の槍玉となっている。さらに万能細胞の権威といわれるハーバード大学のジョージ・ディリー教授もコメントしている。

「バカンティ教授に共同研究を申し込み、ＳＴＡＰ細胞は作れるという彼の研究室で実際にやっても一度も成功しなかった」

一部では、バカンティ教授はＳＴＡＰ細胞問題の〝黒幕〟とみなされている。最初に小保方さんにＳＴＡＰ細胞のアイデアを教えたのも同教授といわれ、同細胞の特許申請には同氏らハーバード大学側もかかわっている。

生物特許（バイオパテント）は、遺伝子組み替え生物でわかるように、莫大な利益を生み出す。ＳＴＡＰ細胞も超巨大利益がらみのスキャンダルである現実が浮き彫りになってくる。

小保方さんも理研に正式採用される前は、身分はハーバード大学研究員であり、神戸の滞在費も同大側の負担であったことを明らかにしている。

ＳＴＡＰ細胞研究にはハーバード大の資金も投入されていたのだ。実際に内部調査が実施されて不正が判明した場合、バカンティ氏も責任を問われる立場であった。

「悲しみとショック」遺族の嘆き

二人の後ろ盾を失うことになった小保方さんをめぐる状況は、さらに厳しいものになる。

バカンティ教授は、四月の段階では「ハーバードのあるボストンに戻っておいで」とラブコールを送っていた。しかし、同教授の〝失脚〟で、それも叶わぬ夢となった。

笹井氏の自殺に憔悴しきった小保方さんは、一部では入院説まで流れている。

代理人の三木秀夫弁護士は、生前の笹井氏から「彼女を守ってあげてくれ」と頼まれて、引き受けた経緯がある。

同弁護士は、身を盾にして、彼女をメディアなどのバッシングから守ってきた。

「ここまで来ると、万が一の危険から守るという選択も出てくる」と悲壮な覚悟を表している。

苦衷は笹井氏の遺族代理人、中村和洋弁護士も同じ。記者会見で、笹井氏の遺族宛の遺書の中身も明らかにしている。笹井氏は妻と兄当てに遺書を二通残していた。

そこには「マスコミなどからの不当なバッシング、理研やラボへの責任から疲れきってしまった」という苦悩が記されていた、という。

遺族も書面で悲嘆を表している。

「……論文問題と突然の死去で迷惑と混乱を引き起こし、おわびします。悲しみとショックで押し潰されそうです」

マスコミは、こうして優秀な一人の研究者を家庭もろとも破壊し尽くした。

ノーベル賞、野依理事長の責任

他方で、バッシングの嵐から逃れてきた人物もいる。

理化学研究所の最高責任者、野依良治理事長である。いわずと知れたノーベル賞受賞者。理研が設置した〝外部有識者〟による改革委員会は六月に、理研の「異常な環境」が不正の背景にあった、と結論づけた。それは「小保方氏の〝特殊採用〟」「研究内容の囲い込み」などを指す。

そして、大胆にもCDB解体、竹市センター長と笹井副センター長の更迭を求めていた。ところが、理研トップ野依理事長の去就については「ご自分でお考えになると確信している」と曖昧にしている。

「野依氏は、ノーベル賞受賞者だけに、『どうしても批判しにくい空気がある』という」(『日刊ゲンダイ』二〇一四年八月七日)

つまり、ノーベル賞が隠れ蓑になっているのだ。

「だが、日本の科学技術に対する信頼を根本から失墜させるほどの一大不正事件である。ことの重大さを一番わかっているのが、世界的な科学者である野依氏ではないのか。それなのに、批判が小保方氏や笹井氏に集中している中、『今の私の仕事は、改革をしっかりやっていくことです』と、第三者然として責任逃れに終始している」（同紙）

最高責任者が、責任逃れとは不可解。それが可能になるのも、野依氏と文科省の「ベタベタの関係」による、という。

理研を巨額予算の受け皿に

「理研を、『特定国立研究開発法人』に指定する！」

これが、二〇〇三年、理事長就任時に発表した「野依イニシアチブ」構想。以来、野依氏と文科省は、二人三脚で、特定法人化に向けて、邁進してきた。

「開発法人」とは、一言でいえば、巨額予算の受け皿。そのため「インパクトのある科学技術研究をぶちあげる」。まさに、ＳＴＡＰ細胞がそれであった。

それにより、巨額研究予算を獲得する。しかし、目論見は破綻した。それどころか、日本の至宝とも目される優秀な研究者が自殺に追い込まれるという異常事態に……。

「世界の科学界にとってかけがえのない科学者を失ったことは、痛惜の念に堪えません」と野依氏はコメント。しかし、「客観的すぎて当事者が出すコメントではない」「自分が組織の最高責任者という認識がない」「ノーベル賞の褒美に天下った官僚のよう」と批判が噴出している。

やはり、ここでも〝研究費〟名目で巨額予算（税金）が動くのだ。

理化学研究所の略称〝理研〟の正体は〝利権〟であった。

それを象徴するトップのコメントではないのか？

「……見過せないのは、理研の対応だ。日本の科学界の信用を根底から失墜させる非常事態なのに、笹井氏、小保方両氏ら個々人のみに責任を負わせている」（『東京新聞』八月七日「社説」）

その野依氏は、二〇一五年三月になって任期を残したまま高齢を理由についに辞任を表明した。

理研騒動の引責辞任であるのは明らかだ。

遺書公開し国民も検証すべき

同紙（八月七日）は、「理研、笹井氏の自殺——問題うやむや『日本の伝統』？」と疑問を投げ掛けている。そして「遺書公開し、検証」を呼び掛けている。まさに、その通り。「臭いものにフタ」「死人に口なし」は日本の伝統御家芸だ。「過去の不祥事では、渦中の人物の自殺で不正がうやむやになったケースは少なくない」

笹井氏のショッキングな自殺を、五日付『米ウォール・ストリート・ジャーナル』（電子版）はこう伝えている。

「最先端の科学者も、命の終え方は日本的だった」「日本では中世から現代に至るまで、不祥事に巻き込まれた公人は、ときどき、償いの手段として自ら命を絶ってきた」

ちなみにテレビ・プロデューサーのデーブ・スペクター氏は「欧米では、死をもって償うということはありえない。自殺を美化する日本の伝統的な発想は、欧米人の理解を超えている」とコメント。金子勝・慶應大学教授（財政学）は遺書公開を求めている。

「もし理研が、笹井氏の自殺で不祥事がうやむやになればと思っているのだとしたら間違っている。笹井氏の遺書を公開し、なぜ自殺にまで追い込まれたのかを国民が検証できるようにするべきだ」

私も同感だ。一部とはいえ〝他殺説〟すら、いまだ、ささやかれているのだから……。

第2章　iPSに追いつけ、追いこせ！

一〇〇〇億円の「利権」争奪戦

再生医療一一〇〇億円〝宝の山〟

「今後一〇年間で一一〇〇億円の研究予算を投入したい」

安倍首相は、興奮気味に声を張り上げた。

二〇一二年一〇月八日、山中伸弥・京都大学iPS細胞研究所長にノーベル賞（生理学・医学）決定。この快挙を受け、安倍内閣は一三年度から一〇年間で約一一〇〇億円もの再生医療予算を組むと、ぶちあげた。

まさに、歯止めのない大盤振る舞い。緊縮財政が迫られている昨今、何を血迷ったのか⁉ とすら思う。

じつは、このケタ外れの超巨額予算にiPS細胞やSTAP細胞をめぐる〝謎《ミステリー》〟のすべてが潜んでいる。

早くいえばカネ絡《がら》み。もっと露骨にいえばカネの争奪戦だ。

とくに再生医療分野は、近未来医療と目されている。つまりカネの成る木。理研の笹井氏はES細胞研究では世界的第一人者だった。ところが山中教授のiPS細胞にお株を奪われてしまった。その差は同教授のノーベル賞受賞で決定的となった。それは、政府が投じた研究予算額で歴然としている。

早速、政府は一四年度予算でiPS研究に一五〇億円もの巨額予算の投入を決定。ノーベル賞で箔がついたiPSは、今や再生医療の「目玉」だ。京都大学に大差をつけられた理研は、大いに焦った。

理研の研究者は一様に博士号を取得している。外から見た目もかっこいい。しかし、いっぽうで理研では成果主義が導入されている。研究者は一、二年という短いスパンで研究成果をあげることが求められる。

花火をあげろ！　金を引っ張れ

合い言葉は「花火をあげろ！」だ。

つまり、大きな研究成果をあげろ。実績を示せ。これが、研究者へのハッパだ。成果をあげられない研究者にはクビが待っている。だから無理にでも〝大きな花火〟を打ち上げようとする。

理研在籍の研究者でも、死ぬまで理研にいようと思ってはいない。大半は、いつかは大学や他の研究機関に引き抜かれたい。そう願っている。そのためには〝花火〟（業績）を上げてアピールしなければならない。

そういう裏事情がある。それが、いつしか論文コピペの横行を招く。審査が甘くなる。そんな背景となっている。

小保方さんのＳＴＡＰ細胞が、まさにそうだ。理研がライバル京都大学に対して打ち上げた巨大〝花火〟だった。笹井氏にとっても然り。永遠のライバル山中教授に打ち勝つ最終兵器だった。ｉＰＳ細胞はノーベル賞を受賞したとはいえ、万能細胞として不備が多い。まず、四つの遺伝子を細胞に注入する。さらに、その核を皮ふ細胞（体細胞）などに移植する。じつに手間がかかる。極めて高度な技術も求められる。それでも万能細胞となる初期化率は、わずか〇・二％。加えて、初期化したｉＰＳ細胞はガン化しやすい、という重大欠点もある。

それに対して、ＳＴＡＰ細胞は、複雑プロセスを一切経ることもない。たんに〝外部刺激〟だけ。それで体細胞が万能細胞に戻る。「笑ってしまうほど簡単」と専門家も呆れる。しかも初期化の成功率は「ｉＰＳ細胞の数十倍」と、格段に優位だ。

笹井氏が「これで山中氏に勝った！」と自信を抱いたのも当然だろう。

ミサイルが頭上から墜落

それが、不発どころか自爆してしまった……。

敵を攻撃するはずのミサイルが、頭上から墜《お》ちてきたようなもの。

そんな理研の体質について、ある大学教授は証言する。

「実は、理研のHPでは、しょっちゅう『世紀の大発見』の発表が行われている。あれは政府やマスコミに向けたパフォーマンス。理研はお役所なんです。彼らが考えているのは、本来の研究成果ではなく、むしろ『いかにうまく資金を引っ張って来るか』ということ。それが行き過ぎた場合、小保方さんのような、ある種のトリックスターを生み出してしまう」(『週刊現代』二〇一四年三月二九日)

他の研究者も同様の証言をする。

「日本の科学史上で、これほどの大事件は、かつて起きたことはない。まかり間違えればSTAP細胞を理由に何百億円もの予算がついてしまうところだった」

言い得て妙。STAP論文に関わった面々の真の狙いは、この〝何百億円〟にあった。それは、まちがいない。

理研の野依理事長はノーベル賞を武器に文科省とタッグを組んだ。そして、理研の特定法人化を狙った。いわゆる「野依イニシアチブ」が、まさにそれ。狙いは巨額予算の受け皿なのである。

ＳＴＡＰ特許狙いが墓穴？

ボロ稼ぎは研究者の常識

なぜ、誰にも分かるミスを犯したのか？

小保方スキャンダルをみると、だれでも首をひねってしまう。あまりに、ことが拙速にすぎている。笹井氏など指導教官や共同執筆者も、論文精査の気配もない。研究者として未熟な彼女だ。精査は当然の作業のはずだ。それが一切ノーチェック。その謎を解くカギが特許申請の締切りだ。

周囲は証言する。小保方さんは論文発表以前に国際特許の申請を急いでいた。ビジネス界で役立てるためだ。ＳＴＡＰ細胞は、英『ネイチャー』発表の九か月前、一三年四月、米当局に特許出願されている。出願者は理研と東京女子医科大学、ハーバード大学関連病院の三施設。発明者欄には小保方さんら七名が名を連ねる。

ここもまたカネ絡み。ＳＴＡＰ細胞の真の狙いは、研究費より何よりも、特許で潤う莫大な利益だった。再生医療に応用されるのが細胞生物学の分野だ。それは、今もっともカネになる分野だ。

「……後々、実用化された時の特許ライセンスをにらみ、学術論文発表より先に国際特許を取得するのは、二〇〇〇年頃からあたりまえになった。京都大学の山中教授のｉＰＳ細胞も、学術論文の発表より先に特許を申請している。小保方さんが周囲から特許申請を急かされていたことは間違いない」（『週刊ポスト』二〇一四年三月二八日）

特許申請が焦りを生んだ？

関係者は言う。理研は「カネを生む特許を取る」という戦略を打ち出していた。そこで、小保方さんは上司、先輩に急がされた。研究は煮詰まっていない。にもかかわらず、特許申請を急がされたのだろう。特許申請をすると、今度は学術論文を急がされる。特許申請で、世界中の人々が研究の概略を知ってしまう。すると誰かがそれを参考に先に学術論文を発表することもありうる。そこで対抗手段として、より精度が高い論文をできるだけ早く作成し発表することを迫られる。時間の余裕はない。まさに、焦りが焦りを生む。そんな状況に小保方さんは追い込まれていたのだ。

さらに、特許申請の時点で、再生医療や製薬業界から否応《いやおう》なく注目される。スターに祭り上げられる。若い小保方さんは有頂天になって自分を見失ってしまったのかもしれない。さらに、今回の醜聞には背景がある。「他の研究者の嫉妬」である。

「小保方さんの疑惑が次々に明らかになったのは、他の研究者がみんな同じようなことをやっているから」「『パターンがよくわかっていた』ためではないか」「本当であれば、皮肉な話だ」（『週刊ポスト』前出）

つまり、他の研究者たちも、大同小異、同じような論文不正をやっている。まさに蛇の道。不正のポイントを知っている研究者たちが、小保方さんを槍玉に上げた、という図である。

オボちゃんは先輩を真似ただけ？

だれでもやっている手口

さらに他の研究者の驚くべき証言もある。

「他の論文を参考にして実験手順を書いたり、基本的な説明をするのに、他の資料を参考にするなんていうのは、本当によくある。小保方さんほどキャラがたっていなければ、普通は問題にもならない。小保方さんだからこそ、根掘り葉掘り調べられ、鬼の首でもとったように叩かれた」（同）

つまり、小保方さんがやった他文献からの転載（コピペ）など「よくある」という。つまり「だれでもやっている⁉」という内輪話。彼女は「目立ちすぎた」ためバッシングにあった。地味にやっていれば、まったく問題にもならない……。それだけ医学論文はノーチェック。小保方論文は、重箱の隅をつつくように徹底チェックされた。それは異例中の異例な〝事件〟なのだ。

あぜんとするだろう。つまり、オボちゃんは、先輩たちを、そのまま真似ただけ？　あなたは耳を疑うはずだ。

薬の三分の二はインチキ！

しかし、私はまったく驚かない。

アメリカでもＦＤＡ（米食品医薬品局）が臨床論文を精査したら三分の二以上がねつ造だったなどデタラメの極みだった。まさに、驚愕事実だ。世界の医学研究現場は、それほど腐っているのだ。

ペテンの臨床実験と証するでっちあげ研究から、膨大な医薬品等が〝開発〟されている。製造販売されている。つまり市販医薬品の少なくとも三分の二はインチキ商品なのだ。効能も安全性もデタラメ。世界の医薬品業界は、気の遠くなる犯罪市場なのだ。その犯罪シンジケートを頂点で仕切っているのが、ロックフェラーやロスチャイルド財閥なのだ。

私たちは「医者が不正などするはずがない」と思い込んでいる。彼らは医学部の難関試験を突破した秀才だ。白衣を来て、颯爽《さっそう》と病院内を歩く。その姿に不正の臭いはまるでない。しかし、それはあまりに甘い幻想にすぎない。多くは、残念ながら白衣を着た詐欺師なのだ。殺人鬼もごろごろいる。

なにしろ大学等で実施されている臨床試験の論文が、三分の二以上ねつ造なのだ。ならば研究者三人に二人は〝詐欺師〟ということになる。

〝詐欺師〟たちが、医薬品の効能、安全性をでっちあげる。ただの〝毒〟を医薬品容器に詰める。超高額で販売する。そして、暴利をむさぼっているのだ。

小保方さんは、そんな悪魔的世界に足を踏み入れてしまった。

先輩、教官のやることは見よう見まねだ。そうして健気《けなげ》に論文を仕上げてきた。そうしたら猛烈バッシングの嵐にさらされた。それがSTAP細胞事件の〝真実〟と言ってよいだろう。

不老不死⁉　夢はエスカレート

STAP細胞とは、何か？

かんたんに言ってしまおう。弱酸性溶液に浸すだけで体細胞を万能細胞に変えたもの。まさに〝夢の発見〟である。ライバルの京都大学、山中教授のiPS細胞より、STAP細胞の方がより簡単だ。圧倒的に培養が容易だ。さらにガン化しづらいメリットもある。

そこから、夢が猛烈に広がっていく。

「実用化されれば、自分の細胞からあらゆる臓器や身体の一部が作れる」「臓器移植も不要になる」「切断された足や手も再生できる」……⁉

まるでSF映画のような世界だ。それを医学界は、いかにも起こり得るかのように描く。夢をばらまく。

「若返りも可能」「不老不死も夢ではない」と、再生医療ドリームはひたすらエスカレートする。

小保方さんも、STAP細胞発表の当初は「一〇〇年後の社会への貢献を意識して研究したい」と殊勝に答えていた。

ここまで未来医療の大風呂敷を広げられれば、メディアも「ノーベル賞級の大発見」と色めき立つのも無理はない。

水面下の予算ぶん取り合戦

ジェラシーとビッグマネー

さらにうがった見方もある。

研究現場では、こんな憶測の声もある。

「小保方の研究を邪魔しようとする研究者が、こっそりと別の万能細胞を混入させ、実験結果を狂わせた、とまことしやかにささやかれている」

その背景にはジェラシーとビッグマネーが蠢《うごめ》く。こうなると研究の世界も底知れぬ伏魔殿。まさに、何でもあり。

損をする人がいれば、得をする人もいる。

当然、「STAP細胞」バッシングで得する人々も存在する。〝かれら〟の合い言葉は「STAP細胞を潰《つぶ》せ！」。ねつ造疑惑噴出の背後には、さまざまな思惑が渦巻く。このままいけば、STAP細胞はiPS細胞をしのぐ。それは、金の卵を生む鶏となる。つまり、理研や小保方グループに、膨大な研究費が注ぎ込まれる。それは、この分野の対抗勢力に、カネが回らなくなることを意味する。つまりは、再生医療分野の研究も、その正体は予算分取り合戦なのだ。

だから、ＳＴＡＰ細胞の成功を阻止する動きがあっても、おかしくない。ネット上では、小保方さんへの罵詈雑言《ばりぞうごん》が溢《あふ》れた。鬼の首でも取ったかのような攻撃が満載であったという。

医学部の他学部への嫉妬

アンチ小保方勢力には、医学部畑の研究者が多いという。

再生医療分野でも、出身学部を異にするグループが存在する。大別すると「医学部系」vs「他学部系」だ。後者は理学部、農学部、工学部などの出身者だ。たとえば、小保方さんは早稲田大学理工学部出身。研究チームの若山氏は茨城大学農学部出身だ。

医学部出身者は、遺伝子や細胞の分野で、人体を扱う分野に、医学部以外の出身者が研究実績をあげることが面白くない。いわゆる縄張り争い。どこか、子どもじみている。しかし、得てして研究者の世界では、ありがちだ。

とりわけ、昨今、医学部系は論文発表では肩身の狭い思いをしている。

それが、「ノバルティス問題」だ。

世界有数の製薬会社ノバルティス・ファーマが販売していた降圧剤は、複数の大学医学部の論文を大量広告に用いて売上げを急増させてきた。これら論文は「脳卒中や狭心症に効果がある」と大々的にうたっていた。ところが、それが完全にねつ造だった。こうして、ノバルティスに都合のよい研究結果をでっちあげた大学医学部の研究室には、同社から累計一一億円もの寄付（ワイロ）が、流れ込んでいたと発覚している。

このねつ造論文等により、ノバルティス社は、問題の降圧剤で約一兆二〇〇〇億円も売り上げたという。

つまり、複数の大学医学部が、ねつ造論文で同社の詐欺犯罪に手を貸したのだ。

そんな状況なのだ。だから、とりわけ医学部系の論文は、怪しい目で見られている。

医療関係者は証言する。

「そんな彼らにとって、小保方さんの〝疑惑〟は、好材料だったんでしょう。〝論文のねつ造は医学部系だけではない〟と意趣返しのように小保方批判に火を付けている人達がいるのではないか」（『週刊ポスト』二〇一四年三月七日）

いやはや……である。

理研……迷走から崩壊へ

トップ交代、センター解体

一大スキャンダル噴出で理研は一敗、地に塗《まみ》れた。

三月一四日の時点で、理研はＳＴＡＰ細胞「白紙」を認めた。さらに小保方氏ら三人の執筆者も論文撤回に同意。野依理事長は、都内で会見し「小保方氏の博士論文と同一の画像があった」ことを認めた。

理研は、六月四日、それでも「ＳＴＡＰ細胞が存在するかどうか？」を確認する検証実験を継続する方針を明らかにしている。

すでに、『ネイチャー』も近く論文撤回を発表。つまり、ＳＴＡＰ細胞の研究成果そのものも消滅した。しかし、ＳＴＡＰ細胞の国際特許申請は、なされたまま。その継続のためにも「ＳＴＡＰ細胞の存在証明」は不可欠となる。

「理研は、四月に検証チームを設置しており、一年かけて実験を進める。小保方氏らの論文にある手法でマウスのリンパ球などからＳＴＡＰ細胞ができるかを確かめる計画で、六月末にも万能性を示す遺伝子が働いて緑色に光る細胞が得られる可能性があると見込んでいる」（『東京新聞』二〇一四年六月五日）

六月一二日には、理研改革委員会が会見を開いた。そこで「トップ交代」「ＣＤＢ（発生・再生科学総合研究センター）早期解体」を突き付けた。さらに笹井氏に対しては「小保方氏の経験不足を十分に知りながら、論文作成を急いで不正を招いた」と厳しく責任追及。さらに竹市センター長も「データ管理や指導の義務への自覚に欠け、小保方氏のずさんなデータ管理を許した」と結論づけている。さらに「トップ交代だけでは、ＣＤＢ改革は望めない」と「解体、更地に戻し新組織を設立する」ことを求めた。

ＣＤＢ設立、推進は笹井氏の悲願だった。その解体を通告された。痛烈なショックだったはずだ。重ねて、マスコミの執拗なバッシング。

こうして、世界で「三大研究不正事件」の一つと烙印を押されたスキャンダルは、最悪の悲劇へと収斂していく。まさに理研は火ダルマだ。ライバル京都大学閥の高笑いが聞こえてくる。

人材流出、内部崩壊へ……

屋台骨が揺らぎ始めた。

外部専門家による改革委員会はＣＤＢ解体やトップ交代まで提言。さらに最も注目される高橋政代プロジェクトリーダーは「理研の倫理観に耐えられない」と独白。研究センターで行われるはずだったiＰＳ細胞による世界初の臨床応用研究の中止まで言及。高橋氏は京都大学出身だ。iＰＳ研究なら山中教授のいる京都大学でもできる。まさに理研への決別宣言。他の一人、二七歳で研究チーム長に抜擢された若手研究者も、袂を分かって東大教授に赴任した。こうして、理研体質ならぬ〝利権〟体質に見切りをつける研究者が続出している。

何がこの巨大組織の歯車を狂わせたのか。ぬるま湯的な職員のもたれあいか。はたまた、甘えか。この理研という組織崩壊も、現代日本を蝕む〝日本病〟の一症状に思えてならない。

それにしても小保方さんの女子力は、思わぬところで底知れぬ〝破壊力〟を発揮してしまった。

そして、笹井氏の縊死《いし》……。それは、理研という巨大組織の決定的なピリオドとなった。

現代の魔女狩り、小保方さんバッシング

上げて落とすマスコミ暴力

小保方さんを襲った苦難は、筆舌に尽くし難い。

この一人の女性に対して、攻撃の牙を剥いたのはマスコミである。

マスコミの手法は、常に①逸《そ》らす、②煽《あお》る、③落とすの三段論法。それが、小保方バッシングでも、いかんなく発揮された。また、上司、同僚たちも保身のため、一斉に身を引いた。最後まで擁護しようとした笹井教授も、メディアの執拗な攻撃に力尽き、ついに自ら命を断った。まさに、メディアの暴力恐るべし。

「リケジョの星」と煽ったマスコミは、一転、「ねつ造」「盗作」と、ここぞとばかりに「落とし」にかかった。まさに「上げて」「落として」二度美味しい。それに便乗した大衆の冷笑、嘲笑、白眼視。昨日のヒロインは、今日の堕天使の扱い。私は、マスコミ上げての小保方バッシングを苦々しく見ながら、〝魔女狩り〟という言葉を思い出した。

周囲の皆が非難の声を上げる。すると、知らないうちに便乗して、拳を振り上げ罵《ののし》っている自分がいる。

多数迎合……の恐ろしさである。別名、これをマス・ヒステリーという。こうなると、冷静な

知性や理性は、まるで受け付けられなくなっていく。

ＳＴＡＰ細胞をめぐる一大騒動は、冷静に社会現象としても、反省、解析、検証されるべきだ。この問題を「煽り」「逸らし」「落とした」のは誰か？　その真意は何か？

冷徹、沈着な考察と判断が求められている。

マスコミも世間も、怖い

しかし、このヒステリックな騒動に眉を潜め、批判している良識派もいる。

――なんとも言葉にしがたい、憤りを感じている。完全に超えてはいけない〝一線〟を超えている。露骨すぎる。何か？　といえば、小保方さんに関するバッシング報道である。マスコミも世間も、怖い。本当に怖い。結局、いきつくところはここなのか？　そんな思いでいっぱいである。先週、発売された週刊誌の内容は、とにもかくにもひどかった。

いったい、この報道に、どんな意味があるのか？

持ち上げられた人が落ちていく様は、そんなに面白いですか？

安全地帯から石を投げるようなことをして、満足ですか？

ときにマスコミは、人間の中に潜む闇の感情を引き出す〝悪の装置〟と化す。と同時に、世間の人たちの〝闇〟を匿名化し、消費させる都合のいい装置でもある。

要するに、下劣なのはマスコミだけじゃない。

フェイスブックやツイッターなどでも、悪趣味なジョークが飛び交っていた。本人たちは、ブラックジョークのつもりなのだろうけれど、完全にアウトだ（河合薫、二〇一四年八月五日「行き過ぎた〝小保方さんバッシング〟……」『日経ビジネス』電子版より）。

「ＳＴＡＰ細胞はあります！」涙の会見

歴史的不正の中心人物

小保方さんを見舞った苛酷な運命をたどってみよう。

彼女は「研究不正を行った」とする凄まじい攻撃で、『ネイチャー』誌掲載の論文撤回に追い込まれた。こうして、ＳＴＡＰ細胞は科学的〝根拠〟を失うことになった。

しかし、彼女は異例のマスコミ記者会見でも、涙ながらに「ＳＴＡＰ細胞はあります！」と訴えた。その存否の最後の一線は譲らなかったのだ。

理研では、画像二点が不正と認定され、五月八日、懲戒委員会が発足。小保方さん自身がＳＴＡＰ細胞について再度、検証実験を行うことを条件に、いったん、処分を保留した。その後、さらなる不正、矛盾が発覚したとして、六月に小保方さん自身も論文撤回に追い込まれた。

七月二日、『ネイチャー』誌も同論文を撤回。小保方さんは、歴史的不正事件の中心人物として海外でも大きく報道された。まさに、魔女狩りは国際級となった。

七月二三日、マスコミ取材攻勢は常軌を逸してきた。彼女に殺到した取材陣により、転倒、負傷し、病院に搬送されるという異常事態まで発生。さらに、ＮＨＫが「ＳＴＡＰ細胞不正の告発ドキュメント」を放映。それは、ただ一方的に小保方さんと指導教官の笹井教授を、ことさら取り上げる内容だった。放送から、わずか一〇日後、笹井教授は自殺に追い込まれ、全国に衝撃が走った。遺書には小保方さんに「守れなかった」ことのお詫びが綴られていた。精神的にショックを受けた彼女は、後追い自殺まで心配されるという異常事態となった。

上司、同僚は逃げ失せた

一方で、その博士論文への疑惑発覚を受けて、早稲田大学の調査委員会は、その一部不正を認定し、「博士号には値しない」と断定した。しかし、学位取り消しは不問としながら、激しい非難を受けて、一転、二〇一四年一〇月七日、博士号取り消しを決めた。

しかし「研究指導や学位審査にも重大欠陥があった」として、大学側の非も認め、約一年の猶予期間が認められた。その間に彼女が、再指導、再教育を受けて論文を訂正・再提出して、それが博士論文としてふさわしいと認定され場合は、学位を維持するという。

しかし、小保方さんに対する世間の風当たりは強まるばかりだった。

彼女は、連日、新聞、テレビ、週刊誌などで、名指しで非難され、攻撃と誹謗の嵐にさらされた。

まさに、ただ一人、絶対的な悪者に仕立てられたのだ。彼女の周りの指導教授、上司、同僚、共同執筆者たちは、世間や学界からの攻撃、訴追から一斉に逃げ出した。つまり罪を小保方さん一人になすりつけたのだ。

年末の街に消えた後ろ姿

彼女は一二月一五日、ついに理研に退職願いを提出。

理研側は、追い討ちをかけるように一九日、小保方さんによる検証試験でも「ＳＴＡＰ細胞現象は確認できなかった」と発表。同時に、彼女の退職願いを承認。かつて彼女をヒロインに仕立てて、ＳＴＡＰ細胞の存在を「ノーベル賞級の発見」と華々しく記者会見した約一年前とは、雲泥の差だ。さらに「ＳＴＡＰ細胞とされたのは、混入したＥＳ細胞」と結論付けた。つまり理研側はＳＴＡＰ細胞の存在自体を完全否定したのだ。

それは小保方さんへの決別の最後通諜となった。

この冷酷な仕打ちを受けて、小保方さんは二一日、理研を去った。

その後ろ姿は冷え冷えとした年の暮れの巷間に消えていった……。

小保方さんに損害賠償の追討ち

「小保方さんに六〇万円請求」

尾羽打ち枯らした小保方さんに、さらなる追討ちである。理化学研究所は、二〇一五年三月二〇日、小保方晴子さんに右の金額を請求すると発表した。その根拠は、研究不正が確定したので、論文の投稿料約六〇万円を返還請求する、という。

「ＳＴＡＰ細胞の正体は、胚性幹細胞（ＥＳ細胞）」との調査結果を受け、理研側は、一時、小保方氏の刑事告訴も検討していた、という。これが理研復興のため、あれほど持ち上げたヒロインへの仕打ちかと血も凍る。結局「故意に混入した証拠が得られなかった」として、告訴は断念した、という。

「理研は、今後、再調査はしない方針。不正を受けた対応は、これですべて終わり、ＳＴＡＰ細胞は真相が解明されないまま幕引となった」（『東京新聞』二〇一五年三月二一日）

問題となった論文では、ねつ造などとして四件の不正が指摘されていた。しかし、まったく実験が行われていなかったわけではない、として理研側は「研究費全体の返還請求は見送った」という。一時は、そこまで追討ちをする腹づもりだったのか……。

こうして、理研は一連の騒動の責任を小保方さん一人に背負わせて、幕を引いてしまった。その幕引も……ＳＴＡＰ細胞に見えたのはＥＳ細胞だった……などは、いかにもご都合主義。

「ＳＴＡＰ細胞とは、そもそも万能細胞のリンパ球だから、体細胞に変わって当然」（森下博士）という研究者の意見もあるのだ。この騒動は、歴史に封印された千島・森下学説を再評価する絶好のチャンス。なのに、早々とうやむやに幕引きした理研の態度も不自然だ。つまりは〝触れてはいけない〟ものに蓋をした……本書を読めば、はっきりとその思惑が浮き彫りになるはずだ。

第3章　世界支配〝闇の力〟が抹殺！　STAP細胞

STAP特許は、数百兆円の利権！？

99％がバカに洗脳された

すさまじいまでの小保方バッシング——。

その背景をズバリ抉《えぐ》った一冊の本がある。

『99％がバカに洗脳された国NIPPON！』（ヒカルランド）。著者は宮城《みやしろ》ジョージ氏。ブラジル生まれの日本人。日本とブラジル人のハーフで若干三〇歳。日本語の他、英語、ポルトガル語、スペイン語、ブラジル原語にも堪能。新進気鋭の文明批評家である。

「このままでは愛する祖国日本は、支配者一％に蹂躙されて人々の生活はどんどん貧しく惨めになり、まるで集団自殺するレミングの群れのようになってしまうかもしれない……」

彼は必死の警鐘を鳴らす。

「日本のテレビ、新聞は、支配者一％に乗っ取られていて本当のことは何一つ伝えていないのです。大量一括化の〝洗脳〟の道具なのです」

この若者は、勇気をもって日本の置かれた惨状を告発している。その中で、彼はＳＴＡＰ細胞騒動についても触れる。

「ＳＴＡＰ細胞騒動は、支配者一％の医療利権確保のため」と断言する。

ここで彼は「異常なまでに小保方晴子氏を潰しにかかったマスコミ」の狙いを暴いている。

「これも、やはり製薬利権にしがみついている連中にとってみれば面白くない話である」

つまり、この若い女性研究者が発表したＳＴＡＰ細胞の存在とは、医学界の既得権をおびやかしかねない重大事件だったのだ。

「小保方氏は記者会見ではっきりと『論文の撤回に同意したことは一度もなく、取り下げるつもりはない』と述べて、理研の報告書に対する不服申し立てをした。それだけ自信があるという証明だ」（宮城氏）

秘密結社イルミナティの圧力

「ＳＴＡＰ細胞はあります！」

彼女は言い切った。世界の医療マフィアたちは、この大和乙女の自信には怯《ひる》んだはずだ。

泣きながら論文の間違いを認め、謝罪し、撤回を確約してくれれば、この件は一見落着となるはずだった。しかし、彼女は撤回どころかこう言い切ったのだ。

「ＳＴＡＰ細胞作成に成功しています！」

つまり、論文作成上では、画像使い回しなどのミス、手違いを認めつつも、論文の主題であるＳＴＡＰ細胞の存在については絶対的確信を表明したのだ。

……しかし、マスコミは執拗に彼女を攻撃し、マイナス報道ばかりを繰り返す。

宮城氏は、その背景を暴露する。

「マスコミの異常なまでの小保方潰しが際立ってみえる。これは、アメリカの世界金融資本の圧力がかかったからだ」

この世界金融資本とは、ズバリいえばロックフェラー、ロスチャイルド両財閥が中枢を占める国際秘密結社イルミナティのことである。

「イルミナティにとって製薬ビジネスは稼ぎ頭のひとつであるから、〝かれら〟はＳＴＡＰ細胞は隠蔽したかった技術なのだろう。安く簡単に人々が長生きされては困るのだろう」たとえば「ガンが簡単に治っては、抗ガン剤利権にしがみついている連中が困るのだ」（宮城氏）

一％支配層は許さない

つまり、ＳＴＡＰ細胞バッシングの背景には、国際医療マフィアの存在がある。

「ガンを治す技術はことごとく潰されてきて、バカ高い医療費と薬代だけは守られてきた。やがて、患者は命を落とすのを待つばかり」「ことごとく新しい研究発表や新薬を潰してきたのは誰かと調べてみると、やはり世界のわずか一％の支配層のみが秘密にしておかなければ、都合が悪い技術なのである」（宮城氏）

私はかねてより地球はすでに悪魔的一握りの〝闇の権力〟に支配されている……と指摘し続けてきた。〝かれら〟の狙いは人類の家畜化であり、それはすでに貫徹されている。その手段が教育とマスコミ支配なのだ。この二つの情報源を掌握すれば、本来〝情報の動物〟である人類支配は、じつは簡単なことだ。

だから、支配層一％の利権を脅かす発見、技術、発明等を、〝かれら〟は、ことごとく圧殺、抹殺してきた。

「じっさいに過去に水で動く車の技術がロックフェラーに潰された例がある」（宮城氏）

これは、わずか八〇リットルほどの水でアメリカ大陸を横断可能な〝水エンジン車〟の発明家スタンリー・マイヤーの悲劇を指す。この冒険的な発明家は、完成を祝う乾杯のグラスを呷《あお》った直後に苦しみだし、悶絶して果てた。そのとき「やつらに〝毒〟を盛られた」と苦しみながら、叫んでいる。

特許は数百兆円利権に

宮城氏は、この水エンジン発明と、ＳＴＡＰ細胞発見は、同じだと指摘する。

「調べたところによると、小保方氏がＳＴＡＰ細胞の特許を申請して認められた場合、数百兆円という天文学的な利権を手にすることが可能になる」

数百億円ではなく、数百兆円なのだ！　ＳＴＡＰ細胞の存在は、そんな巨大利権をも動かすと、宮城氏は断言する。

「これならイルミナティに目を付けられるのも無理はない。今までの製薬が売れなくなるからだ」

その一例とし、抗ガン剤利権を上げる。

「実際に知人の医師に抗ガン剤の効果について話を聞いたところ、ガンを根本から治すどころか、増ガン効果があるのだという」「だが、抗ガン剤利権は日本だけでも数十兆円もの巨大ビジネスだから、簡単には潰せない。ＳＴＡＰ細胞がガンを安く治せるのなら、痛い思いをし、わざわざ高いお金を出して投与する理由がなくなる」

「だが、そうなると、この数十兆円の利権にしがみついている連中は儲からなくなる」「つまり、ＳＴＡＰ細胞は邪魔な存在だ。理屈で考えればこういう結論になる」

ＳＴＡＰ細胞の存在は、抗ガン剤治療をはじめ、旧来の医学利権を根底から覆しかねない。

ＳＴＡＰ細胞は存在する

そして、宮城氏は、一連の騒動から――ＳＴＡＰ細胞は存在する――と確信している。

「マスコミの報道は論文の不正があった、といった内容のものばかりで、STAP細胞の存在の有無については曖昧な報道ばかりで詳しく触れていない。それは、存在するからに他ならない」

ＳＴＡＰ細胞の存在を認めることは、千島・森下学説（前出）をも認めることになる。すると、近代医学どころか現代医学の根本理論が覆《くつがえ》る。つまり、世界の一〇〇〇兆円を超える巨大医療利権が根底から崩壊する……。

だから「彼等はこのように新技術が発明されると封印して表に出ないように潰しにかかる」「病気を一発で完治させる薬は彼らにしか与えられない」（宮城氏）

製薬会社が確実に儲ける。そのためには秘訣がある。病人を決して治さないことだ。これに尽きる。その典型が糖尿病だ。糖尿病の専門医を自称する医者は、堂々と広言する。

「糖尿病は、治らない……」

そして、こう付け足す。

「死ぬまでインスリン注射を打つことだね」

すると、このインスリン利権にしがみつく連中は、永遠に儲かる。

「こんな人が世界中で増えればインスリンビジネスで儲かっている連中は大喜びだ。だから糖尿病が短期間で完治するような薬を絶対に一般公開しない」「新薬を一般公開する人が現れると、小保方氏のように表舞台から追放して、その技術を強奪して独占する」（宮城氏）

世界のマスコミは、秘密結社イルミナティに完全支配されている。イルミナティは製薬医療利権も完全支配している。だから、医療利権を脅かすＳＴＡＰ細胞発見など、許すはずはない。

ここに小保方バッシングの真実がくっきりと浮き彫りにされてくる。

ＳＴＡＰ細胞は「闇の力」で封印された

抹殺された「世紀の大発見」

「小保方晴子は『罠』にはめられた！」

ショッキングな告発である。その主はベンジャミン・フルフォード氏。世界の裏で蠢《うごめ》く数々の陰謀を暴いて来た国際派ジャーナリストだ。

その彼は最新刊『闇の支配者に握り潰された世界を救う技術』（イーストプレス）で、こう指摘する。

「ＳＴＡＰ細胞は、なぜ『抹殺』されたのか？」

つまり、彼は「ＳＴＡＰ細胞は闇に葬られた」と断定しているのだ。なぜか？

それは「世紀の大発見」だったからだ。読者は、意外だろう。これは、世間の評価とは真逆だ。

今や、ＳＴＡＰ細胞と言えば「ああ……アレね」と皆、冷ややかに肩をすくめる。つまりは、天下を騒がしたガセネタ。その主役の小保方さんも、文字通り、石もて追われるごとく、社会から姿を消した。

世間の手のひら返しのバッシングで叩き潰されたのだ。さらに、その心身は恩師、笹井教授の自殺という衝撃的結末で、ズタズタに傷付いた。今や、彼女に向けられるのは、冷笑と嘲笑でしかない。彼女を苛《さいな》む苦衷と苦悩。世間の白眼視の下での心身の疲弊。それは、まさに想像を絶する。研究手法は未熟だったとはいえ、それは彼女一人の罪ではない。世界中のアカデミズムも同罪だ。それは、とっくの昔に利権と詐術の温床と化している。

それが、現代、地球社会の実態なのだ。

「それでも、STAP細胞はあります。あるんです！」

何十、何百台ものカメラを見据えて、毅然と言い放った彼女の顔と声は、心に焼き付いている。

しかし、世間は、彼女を科人《とがびと》のごとく放逐した。

そして大衆は〝洗脳〟された

ベンジャミン氏の見方は、このように〝洗脳〟された世間とは真逆だ。

――STAP細胞は、存在する。

まさに、私と同意見だ。だから、「闇の支配者」たちは握り潰したのだ。それは、宮城ジョージ氏（先述）の指摘と共通する。

宮城氏は、闇の勢力がSTAP細胞を圧殺した理由を、ズバリ特許利権と断定している。生物特許（バイオ・パテント）は、今や、工業特許を凌駕するほどの巨大利権に成長している。遺伝子組み替え（ＧＭ）食品の悪名で知られるモンサント社が急成長したのも、地球の遺伝子組み替え食品の九割以上の生物特許を独占しているからだ。

小保方さんがＳＴＡＰ細胞の「製法特許」「製品特許」を出願したら、その権利（知的所有権）は、この一人の若い女性に帰属することになる。

だから、〝闇の力〟は、マスメディアを使って、徹底的なバッシング攻撃を行った。これが宮城氏の見方だ。私もまさに、そう思う。〝かれら〟は金の卵を産むガチョウを、決して、他人の手に委ねることはしない。

小保方バッシングの〝洗脳〟

ベンジャミン氏は「シナリオは、ずっと前から用意されていた」と言う。

「論文を発表すれば、こうなることは最初から『想定内』だった」「ＳＴＡＰ細胞の信憑性をおとしめる『仕掛け』が、あらかじめ、これでもかと仕込まれていたとしか思えない……」（同）

二〇一四年一月、小保方さんのＳＴＡＰ細胞、発表直後の記者会見から、〝想定〟どおり、例の一連スキャンダルが噴出した。

あげくは彼女の早稲田大学時代の博士論文まで盗用が発覚し、世間、マスコミの猛烈なバッシングが開始された。二〇一四年四月、理化学研究所は論文のねつ造をみとめ、七月には掲載した『ネイチャー』も論文を撤回した。

さらに彼女は、早稲田大学の博士号まで剥奪され、学界から追放された。そして、追い討ちをかけるように彼女を徹底的に打ちのめしたのは恩師、笹井教授の縊死という衝撃的結末だった。

実は人類待望の夢の技術

「いまや、彼女は稀代の詐欺師、STAP細胞も詐欺師の前口上《まえこうじょう》扱いとなり、もはやSTAP細胞の存在の可能性すら、誰も口にしなくなっているのが実情だ」(ベンジャミン氏)

まさに、そのとおり！　彼女の存在自体がSTAP細胞の存在とともに〝抹殺〟されたのだ。

この状況に、ベンジャミン氏は真っ向から異を唱える。

「そうして、わたしたちは『洗脳』されてきたのだ。たしかに、彼女の発表した論文には、落度があった。だからといって、なぜそれがSTAP細胞そのものの否定につながるのか。精査することなしに否定するほうが『非科学的』だ」(同)

つまり、凄まじいばかりのSTAP細胞バッシングこそ、巧妙な大衆洗脳の結果だと主張する。

「ここまで、徹底的にSTAP細胞の存在が否定されている風潮こそ、STAP細胞が何者かによって『封印』された何よりの証拠だ」「封印された理由は、はっきりしている。STAP細胞は『人類が待望した夢の技術』だからだ」

リンパ球が万能になったＳＴＡＰ細胞

禁断のES、発ガンのiPS

彼は再生医療概念の歴史を概括する。

まず、ＥＳ細胞（胚性幹細胞）の登場。それは、受精卵の胚を万能細胞として用いる発想だ。しかし、受精卵は誰かの「命」そのもの。

「生命科学の分野では『禁断の研究』という扱いを受けてきた」（同氏）

次に登場したのがｉＰＳ細胞。二〇一二年一〇月、山中教授のノーベル賞受賞で一躍注目された。人工的な遺伝子操作で体細胞を万能細胞に戻すことに成功。だからｉＰＳ（人工多能性幹細胞）と名付けたのだ。

しかし、ｉＰＳ細胞が「ガン化する」リスクは、本書でも警鐘を鳴らしている。

ベンジャミン氏も同意見だ。

「ｉＰＳ細胞は、細胞の初期化を防ぐ『ストッパー』を破壊することで、万能細胞へと変化させる」「もし、何かの拍子に体細胞が『初期化』すると、それは多くの場合、ガン細胞となる」（同）。

ここでいう「ストッパー」とは細胞増殖抑制酵素ＲＢ、Ｐ５３などの〝ブレーキ〟を指す。制御なき生命は、確実に暴走する。

■STAP細胞はリンパ球である

	ES細胞	iPS細胞	STAP細胞
おもな貢献者	M・エバンス博士 (英国)	山中伸弥教授 (京都大学)	小保方晴子氏 (元理研ユニットリーダー)
歴史	81年　マウスで成功 98年　人で成功 07年　ノーベル賞	06年　マウスで成功 07年　人で成功 12年　ノーベル賞	14年　マウスで成功 ?年　人で成功
つくり方	受精卵 ↓ 5～7日成長させる(胚盤胞の段階) ↓ 内部の細胞をとり出して培養(3～4週間) ↓ ES細胞	体の細胞 (最初は皮ふ細胞) ↓ 3～4種類の遺伝子を加える ↓ 培養(2～3週間) ↓ iPS細胞	体の細胞 (最初はリンパ球) ↓ 弱酸性の溶液中に25分置く ↓ 得た細胞を培養(3日間) ↓ STAP細胞
特性と応用	ノックアウト(遺伝子欠損)マウスなど、動物実験に大きく貢献。人間への応用は倫理面で大きなハードルがある。	網膜など再生医療の臨床研究が始まる。がん化など安全性に課題がある。患者の細胞を使った難病解明や創薬に向く。	細胞自身に手を加えないので、作製が簡単。しくみが解明できれば、究極の再生医療などへの道が開く可能性がある。

表1　3つの万能細胞はこう違う

(参考『朝日新聞』2014年2月6日)

「切断された腕を、iPS細胞で再生した場合、再生された約一兆個のiPS由来の細胞は、いつガン化するかわからない『時限爆弾』となる」(同)

つまり、ES細胞は禁断で、iPS細胞はガン化する。

たまたま発見! STAP細胞

「となれば、次のターゲットは、当然、遺伝子操作によらない細胞の『初期化』となる。もう、おわかりだろう。これこそがSTAP細胞だったのだ」(同)

これら三者の比較は**(表1)**の通り。

ＳＴＡＰ細胞は①体細胞（最初はリンパ球）→②弱酸性の溶液に二五分置く→③得た細胞を培養→④ＳＴＡＰ細胞→⑤体細胞に変化（万能性確認）。

その特徴は――「細胞自身には手を加えないので作成が簡単。しくみが解明できれば、究極の再生医療などへの道が開く可能性がある」（『朝日新聞』二〇一四年二月六日）

小保方さんの発見は、弱酸性の〝刺激〟を細胞に与えると、ごく一部の細胞が万能細胞に変化する、というもの。

「ごく一部というのは、一億個のうちひとつといったレベル。再現性はきわめて低い」それをベンジャミン氏は「一億枚の宝クジの一枚を当てるようなもの」という。彼女の論文は、「当たりクジが含まれる集団を絞り込んだ結果、当たりクジ＝ＳＴＡＰ細胞を引き当てた」ことになる。

ベンジャミン氏の指摘は、至極、妥当なものだ。

「外部からの刺激で、とにかく『初期化』する細胞が存在する」「彼女の考案した手法は、いままでのやり方のひとつであって、これ以外にも、もっと効率的に絞り込む方法が存在する」

まさに、森下敬一博士（前出）の考察とも一致する。

医療利権の「虎の尾」を踏んだ

医療利権ビッグファーマ

では――。その後の小保方さんの悲劇は、どうとらえたらいいのか？

「小保方晴子は、たしかにＳＴＡＰ細胞を発見した。二五〇〇万分の一の確率で、宝くじの一等を引き当てる幸運に恵まれたのかもしれない」「しかし、論文を書く段階になって、その幸運から見放され、再現に失敗し続ける。もともと再現性の低い手法なのだから当然だろう」「しかし、彼女の上司たちは、『予算確保』と『特許』の兼ね合いから、『取りあえず、発表しろ』と迫る。彼女は、それに応じざるをえなかった。こうして、データのねつ造と改ざんに追い込まれた……」（同）

まさに、私も同意見だ。そして、ベンジャミン氏の謎解きは、核心に迫る。彼は言う。

「小保方晴子は『虎の尾』踏んだ」

その「虎の尾」の正体は――ビッグファーマである。

それは、世界を股にかけて支配する巨大製薬企業のことだ。それはロックフェラー財閥を筆頭とする超巨大医療利権だ。さらに、アッサリ言えば「人類を病気にする」ことで「莫大な富を稼ぐ」国際医療マフィアだ。

再生医療〝夢技術〟の独占

つまり、ＳＴＡＰ細胞を潰した張本人は、国際医療マフィアということになる。

なぜ、抹殺したのか？　その理由を、ベンジャミン氏は「ＳＴＡＰ細胞で『不老不死』が現実になるから」と主張する。

「ＳＴＡＰ細胞は、切断された腕を再生医療で生やすという程度のものではない。ＳＴＡＰ細胞がもたらす『夢の技術』とは『老化の治療』なのだ」「よぼよぼの八〇代のおじいさん、おばあさんが、二〇代、三〇代の『若さ』を復活させることができる」「たとえ胃ガンになって胃を全摘したとしても、ＳＴＡＰ細胞で胃を再建すれば、新品の胃に取り換えることができる」「もし、ＳＴＡＰ細胞が完全に実用化されたら、年に数回、〝ＳＴＡＰ注射〟を打つだけで、ほぼ永遠に『若さ』を維持できることになる」「何百歳、いや、何千歳まで生きることも可能になるかもしれない」

ここには、再生医療、未来への〝夢〟が展開する。まさに、少年のようなバラ色の夢だ。

この不老不死の〝夢の技術〟を独占するため、ビッグファーマは小保方さんのＳＴＡＰ細胞に対して、マスメディア、医学界さらには、ノーベル賞まで動員して、闇に封印した。これが、ベンジャミン氏の結論である。

臓器交換、不老不死はありえない

やはり〝再生医療〟は幻想

国際医療マフィアが、ＳＴＡＰ細胞を叩き潰したことについては、私も同意見だ。

しかし、ＳＴＡＰ細胞が〝不老長寿〟の再生医療の切り札……と、いう主張には、意見を異にする。実際に、彼のいうように何百歳、千歳も生きる不老不死の技術が実現すれば、素晴らしいことだろう。また、科学者、医学者がその究極の夢を追い求めて、日々、刻苦勉励、努力する気持ちも十二分に理解できる。

しかし、それはロックフェラーらがばらまく悪魔の甘い幻想と同じではないか？

〝夢の医療〟は、これまで何度も登場し、何度も消えて行った。そうして、その都度、大衆は裏切られ、失望の溜め息をもらしたのだ。しかし、落胆している暇はない。

〝かれら〟は、さらなる幻惑の松明《たいまつ》を準備していた。

再生医療も、まさにその幻想の眩しく揺らめく光である。その意味では、わが盟友でもある好漢ベンジャミンとは、見解が異なる。

それは、本書で森下博士が、「ペテンの医療」と厳しく指摘している通りだ。

生命には「推進」と「制御」つまり「アクセル」と「ブレーキ」が不可欠だ。両者が備わっていないと、生命そのものが存続しえない。しかし、再生医療には「アクセル」のみしかない。生命の暴走、迷走は必至だろう。

生命の「基本原理」の露見を恐れた

国際医療マフィアの焦り

では、なぜ国際医療マフィア（ビッグファーマ）は、STAP細胞を抹殺、封印したのか？

その理由は、STAP細胞の〝発見〟が、――体細胞（リンパ球）が、万能細胞に戻る（変わる）――という至極「当たり前」の真理を、公にしたからだ。

本書の主眼を想起してほしい。

――食は血となり肉となる――。つまり――肉は血となり食――となる。

体細胞は、万能細胞（血球細胞）にもどり栄養源となる。逆もまた真なり。

あまりに、当たり前すぎて、言うのも馬鹿馬鹿しくなる。

私は『血液の闇』（共著、三五館）で、失血しても輸血は一切不要と説いた。水分とミネラル分さえ補給すれば、救命できる。「輸血」療法を信奉する医者たちは「血球細胞がない！」と叫ぶだろう。

血球細胞は一切不要なのだ。なぜなら、肉、骨、脂肪など体細胞が、血球細胞に〝戻る〟からだ。そうして、見る間に血管は血液で満たされる。それを証明したのが、例えば「カントンの犬」（後述）の実験である（一八九七年、仏、ルネ・カントン）。

この歴史的実験は、後に台頭する千島・森下学説の真実性を完璧に実証するものだ。

しかし、この犬の実験も、歴史の闇に葬られた。

そして、一九五〇年代に登場した千島・森下学説も、また徹底的に弾圧され、圧殺され、封印された。抹殺したのは、やはり国際医療マフィアである。

STAP細胞の圧殺と、まったく同じだ。〝似非《えせ》〟科学のレッテルを張り、嘲笑のうちに歴史の闇に蹴り落とす。

なぜ、「カントンの犬」や千島・森下学説、STAP細胞が、葬り去られたのか？

これら学説、論文が、生命の基本原理を具体的に証明したからだ。

医療利権の基盤が揺らぐ

生命の基本原理――とは何か？

それは、「ホメオスタシス」（生体恒常性維持機能）であり、「自然治癒力」である。さらに、千島・森下学説が実証した「腸管造血説」「細胞可逆説」「細胞新生説」である。

国際医療マフィアは、これら「生命の真理」が表に出ることを恐れた。

なぜなら、〝かれら〟医療利権の基盤は、これとは真逆の「生命の虚偽」に支えられているからだ。

その根源ルーツが〝近代医学の父〟ウィルヒョウである（後述）。

彼は、徹底した生命「機械論」の立場に立ち、人体を「物体」とみなした。つまり「モノ」である。そうして、生命の自然治癒力を認める「生気論」を非科学的と徹底的に弾圧した。

「モノに、〝自ら治る〟力など、あるはずはない！」

つまり、自然治癒力を根底から否定したのだ。そして、こう断言した。

「病気を治すのは、医者であり、医薬であり、医術である」

近代医学の根幹理論だ。その後に続く巨大医療利権は、この論法から生まれた。薬物療法は、その典型である。病気を治すのは薬である。なら、膨大な石油から大量に医薬品を合成すればよい。石油王ロックフェラーが、一九世紀以降に、世界の医療利権を独占して、医療王となったのも当然である。そうして、〝かれら〟は現代の地球を医療マフィア（ビッグファーマ）のネットワークで覆い尽くしてしまった。

「機械的」生命論は崩壊へ……

偽の現代医学は大崩壊

ここまで理解すると、なぜ〝かれら〟が「カントンの犬」や千島・森下学説、ＳＴＡＰ細胞を恐れ、警戒し、弾圧したか、その理由がハッキリしてくる。

これらを事実と認めると、〝かれら〟が依って立つ「基盤」が大崩壊するからだ。

それこそ、ウィルヒョウにさかのぼる「機械的」生命論である。さらには、「細胞は細胞のみから生まれる」という近視眼的な生物論である。

話題をSTAP細胞に戻すなら、一人のうら若き女性研究者がマスコミに登場し、こぼれる笑顔で、STAP細胞（万能細胞）の存在を明らかにしてしまった。

それは、体細胞と万能細胞が自在に戻り、相互変化している――という至極当たり前の真実を述べたにすぎない。体の中では、この瞬間にでも体細胞⇅万能細胞の変化は、ひっきりなしに起こっている。

「もともと、体の中は万能細胞だらけ。それを『発見した』というのは理解できない」

安保徹博士は、苦笑いしながら、首をひねった。

千島・森下学説は、血球細胞こそ万能細胞と喝破している。それも、あえて言うほどのことでもない。至極、当たり前の真実なのだ。

小保方さんは、その血球細胞（リンパ球）が、弱酸性の〝刺激〟で万能化し、体細胞に変わる現象を、たまたま〝発見〟したにすぎない。それは、日常茶飯に起きていることで、驚くことでもない。

だからＳＴＡＰ細胞を追放

しかし、ＳＴＡＰ細胞を認めると、千島・森下学説を認めることになる。「カントンの犬」の正当性を認めることになる。それは、図らずも一〇〇〇兆円を超えると思われる現代医療利権の虚妄を認めることに他ならない。

私は『血液の闇』（前出）で、輸血利権の根幹を粉砕した。それは、現代医学界に一穴を穿《うが》った。既成医学界からの反論は、ゼロである。彼らは異様なほどに沈黙を保っている。

一切の反論は不能だからだ。さらにＳＴＡＰ細胞は、二の矢になる。血球細胞こそ万能細胞である。単純明快な真理だ。しかし、人類がこの真実に目覚めれば、既成医学利権に二つ目の穴が空く。それは、世間が千島・森下学説を知ることを意味する。すると既成医学界は、最後に第三の矢、千島・森下学説の直撃を受ける。それを食らえば現代医学の横腹に大穴があく。それは、ただでさえ大衆の医療不信で自壊が始まっている現代医療を一気に傾け、大崩壊させるだろう。〝かれら〟は、それだけは、なんとか阻止したい。

それゆえに、国際医療マフィアは、ＳＴＡＰ細胞に冷笑を浴びせかけた。小保方さんに嘲笑のレッテルを張り付けた。こうしていずれも、社会から放逐し、闇に消し去ったのである。

〝幻想〟をばらまき、研究予算を争奪

結局は研究費の争奪戦

さて――。

それでも、ベンジャミン氏が夢想した不老不死を再生医療に期待する向きは多いはず。

実際に、ＳＴＡＰ細胞が、その役割を担えば素晴らしいことだ。小保方さんですら、当初、瞳を輝かせ、その未来に希望を託していた。

しかし、ＳＴＡＰ細胞といえども、再生医療は不可能だろう。ましてや、遺伝子操作という自然界にありえない人工手段を弄したｉＰＳ再生医療が成功するはずはない。日夜、その開発研究に没頭している研究者たちには、敬意を表するが……。そこに、政府は一〇年間で一一〇〇億円の研究予算を投入するという。二〇一四年度だけでも一六〇億円もの血税が投じられた。そして、京大、理研のｉＰＳ細胞vsＳＴＡＰ細胞のライバル関係も、つまるところ、これら莫大な研究費の争奪戦でしかない。つまり、カネのぶん取り合い。

こうなると手段が目的に、目的が手段へと、本末転倒。まさに奇妙奇態な状態に、学界全体が陥ってしまっている。

それは、国際レベルでも、同じことが言える。国際医療マフィアは、マスコミを使って〝不老

不死〟の再生医療幻想で大衆を幻惑する。多くの国家で巨額予算を獲得する。そして、医療離れを起こしている大衆を、もう一度、医療信仰に引き寄せる。そのために、目を付けられたのが、人工的な万能細胞であるiPS細胞だ。それは、まさにうってつけだった。それに対して、〝簡単な刺激〟でできるSTAP細胞は、存在そのものが既成医学理論を崩壊させる。つられて巨大医療利権も大崩壊してしまう。

いっぽうで、遺伝子操作という人工的iPS細胞なら特許で利権も確保される。そのため山中教授も、ノーベル賞も、体よく人類〝洗脳〟のために使われたのだ。

マスメディアの不老不死幻想

再生医療に熱い期待を寄せてきた人達は、ガッカリだろう。

連日のマスコミ報道だけを見ると、いかにもiPS細胞が、順調に再生医療への道を進んでいるかのように思える。近い未来には、あらゆる臓器が再生医療で、取り換え自由になるかのような期待（妄想）を抱かせる。メディアは「老化した臓器は、新しいものに交換！」などと平然と垂れ流し、書き連ねる。人々が幻想を抱くのも当然だ。

しかし、これらメディアが国際医療マフィアの筆頭ロックフェラー財閥などに完璧に牛耳られていることを、忘れてはならない。AP、ロイター、AFP通信など国際通信社の九割以上がロックフェラー、さらにロスチャイルド財閥の〝所有物〟である。まず、この事実を知るべきだ。

だから、世界のあらゆるメディアに、これら二大財閥の名前すら一切登場することはない。地球の支配者である〝かれら〟の存在に、少しでも触れること自体が世界メディアの絶対タブーなのだ。

世界のマスコミ、世界の教育は、〝かれら〟に完全支配された人類〝洗脳〟装置なのだ。その事実を改めて強調しておきたい。

再生医療の幻想報道も、まさに人類という名の家畜を、〝かれら〟の望む方向に誘導する手段にすぎない。

真の再生医療とはファスティングだ！

半分食べれば寿命は二倍

では……再生医療も、老化防止も、若返りも、人類の見果てぬ夢なのか？

そうではない。じつは、これらを実現する方法があるのだ。

それが、ファスティング（断食、少食）である。

「ファスティングは、万病を治す妙法である」

これは、五〇〇〇年以上の歴史を誇るヨガの奥義である。そこでは、こう諭している。

「腹八分に医者要らず」「腹六分で老いを忘れる」「腹四分で神に近付く」

つまり、カロリー制限こそ、老化防止、若返り、さらには悟りの秘訣なのである。私はファスティング関連の一連著作の取材で、確信をさらに深めた。

「少食の人ほど若々しい」「食べない人ほど若返る」

それは、すでに数多くの動物実験でも立証されている。たとえば一九三五年、マウスのカロリーを六〇％にすると二倍生きることが証明された（米コーネル大学、マッケイ教授）。

その後、同様の実験が相次いでいる。それは、単細胞生物から哺乳類など高等動物まで共通した〝現象〟だった。「少なく食べる」と「長く生きる」のだ。

分かりやすくいえば、――食べる量半分で、寿命は約二倍――延びる。

長寿遺伝子、若返りの奇跡

私は一連の著書で一日一食を提案、指導している（参照、『やってみました！ 一日一食』三五館、他）。そして、実践した多くの読者を取材し、その目覚ましい若返り効果に、著者の私ですら驚いている。三〇歳と思えば四七歳の女性。二〇代前半に見える四〇歳の男性など、その若返り効果の例をあげたらキリがない。

カロリー制限が、老化を防ぎ、若返らせる。そのメカニズムも立証された。

それが一九九九年、長寿遺伝子（サーチュイン）の発見だ。発見者はレオナルド・ガレンテ教授（米マサチューセッツ工科大学）。この遺伝子は空腹感でスイッチ・オンとなる。すると全身の体細胞遺伝子の周囲にバリヤー（保護層）を形成して、活性酸素などが遺伝子を傷つけるのを防ぐのだ。老化とは、つまり遺伝子の傷に他ならない。若いうちは修復能力があるが、歳をとるにつれ、傷ついたまま体細胞は増殖する。それが老化である。しかし、長寿遺伝子は、体細胞の遺伝子を傷から守り、老化から守る。

大自然（宇宙）は、少食、断食という、病を防ぎ、老化を防ぐ叡智を授けてくれていた。

飽食美食、鯨飲馬食の贅を尽くして、再生医療にすがるのは、まさに生命の理《ことわり》に反し、本末転倒である。

ファスティングこそ真の再生医療だ

断食で若返りこそ証拠

ファスティングこそ、真の再生医療である。

こう主張するのには訳がある。万病の素は〝体毒〟である。これは新陳代謝で、処理仕切れなかった老廃物が、体の各所に溜まり、それが毒素として病変を引き起こす。その最悪ケースがガンである。ガンも体の汚れ、血液の汚れから発する。ファスティング（断食）は、一時、身体に入る食物をストップする。すると、身体は消化吸収から解放されて、治癒と排毒に専念出来る。断食をすると免疫力と排泄力が格段にアップする。それこそ、自然治癒力を高める根拠だ。さらに、断食で自己浄化力が飛躍的に高まる。これは、どういう意味か？

第一段階：まず、身体に溜まった〝体毒〟を排出する。これが、自己浄化。

第二段階：さらに、疲弊した組織、内臓を回復させる。つまり、細胞レベルで排毒が行われる結果、組織、内臓が若返るのだ。

第三段階：そして、自己融解という現象が起きる。これは、内臓組織や疲弊して異常化した部位が、融解し、排泄される。その典型がガンの治癒反応だ。断食がガンを劇的に治すことは、今や、常識である。

再生現象が加速される

第四段階：異常な組織、内臓の部位が自己融解で排泄されると、そこに新たな若い組織、内臓が再生される。これら「再生」現象は、傷の治癒反応で典型的な観察される。傷口の体細胞は、一度、万能細胞に戻り、その後、再び、体細胞に戻って傷口を跡形もなく修復するのだ。これは、体細胞が一気に万能細胞に戻る現象だ。この現象なくして、治癒現象は起こり得ない。

第五段階：ファスティング（断食）をすると、傷や骨折の回復が劇的に早まる。それは、これらの「体細胞」→「万能細胞」→「体細胞」への変化が加速されるからだ。

第六段階：身体のあらゆる組織、器官に再生能力が備わっている。肝臓は三分の一失われても再生する。まさに、再生能力の証拠だ。さらに、身体が受けた傷が自然に治癒するのは、その現れである。さらに、特定の血管が詰まると、側にバイパス血管が新生していく。このように、神経細胞ですら、途切れるとバックアップ神経がゆっくり、延びていく。生命体には、生来の再生機能が備わっている。そして、ファスティング専門医は、断食が傷や骨折などを急速に治癒させる、ことを知っている。

「メスの要らない手術」

フランスの医学界では、断食を「メスの要らない手術」と呼んでいる。

その驚嘆する治癒能力を、認めているのだ。だから、再生医療など、ほんらい必要はない。すると推進派は、「いや老化した網膜再生などに必要」……などと言い訳する。しかし、まず老化を遅らせることが先決であろう。それには、ファスティングでカロリー制限すれば、老化を防ぎ、若さが回復することが立証されている。摂取カロリーを減らすだけで寿命は二倍に延びるのだ。なら、超高額の再生医療の治療より、一日一食など超安上がり少食指導の方が、はるかにベストというものだ。こうしてみると再生医療の熱狂が、いかに空しい空騒ぎであるか、よくわかる。

第4章　みんな、やってる——臨床試験三分の二はペテン

出てくる、出てくる……イモづる式

悪いのは小保方さんだけ？

小保方さんの未熟さを弁護する気は毛頭ない。

しかし、この一人のうら若い研究者に対するバッシング攻撃は常軌を逸していた。

そこに、マスコミが飛び付いた。マスコミの好餌《こうじ》とはよくいったもの。「上げて」「落とす」は、その常套手段。やんやの喝采で持ち上げてスターをつくる。次は、そのスキャンダルを暴いて徹底的に叩き落とす。世間は、まずスターを羨望の目で見上げ、次は嘲笑の目で見下す。

まさに、大衆社会の常といえば、それまでだが、今回のSTAP細胞騒動は、有為の学者をそのマスコミ騒動で死に追いやるという最悪の結末をもたらした。

世間の小保方バッシングには、さらに学者に裏切られた、という底意地が加わった。

末は博士か、大臣か。明治この方、言われた出世の二枚看板。

「身を立て、名をあげ、やよ励めよ……」と卒業式の定番「仰げば尊し」でも歌い継がれてきた出世の証し。その一つである博士の学位を取得した、若きリケジョの花。おまけに才色兼備で、笑顔が可愛い。一躍《いちやく》スターに祭り上げられたのも、むべなるかな。

だから、可愛さあまって、憎さ百倍。世間の目は一転、ほほ笑みから憎しみの手のひら返し。小保方さんは、まさに一夜にして墜ちた天使と化してしまった。

しかし、悪いのは小保方さんだけか？

そうではない。尾羽うち枯らした彼女を嘲笑で見下ろした世間大衆は、その後、次から次に出てくる学者達のスキャンダルに、唖然呆然とする羽目になる。

「韓国の誇り」も地に墜ちた

狭い万能細胞の研究分野だけでも、ダークスターは小保方ちゃんだけではなかった。

醜聞は掘れば出てくる。探せば出てくる。まさにキリがないほどだ。

たとえば――。

二〇〇五年、韓国の黄禹錫《ファン・ウソク》教授。そのES細胞の研究が国際的に評価され、論文は米国を代表する科学誌『サイエンス』にも掲載された。黄教授は「韓国の誇り」と呼ばれ、国民的ヒーローとして賛辞を欲しいままにした。ところが、掲載論文のねつ造が露見。

「韓国の誇り」は一転「韓国の恥辱」として大衆から唾棄《だき》された。国民的英雄は一夜にして、ペテン師の烙印を押されたのである。まさに、韓国版小保方スキャンダル。

本家の日本でも、事態は思わぬ展開をたどりはじめた。

STAP調査委員長も辞任へ

まず——。
スキャンダルの煙は思わぬ所から噴出した。
「STAP細胞、調査委員長が辞意、自身の論文に疑義指摘」（『東京新聞』二〇一四年四月二五日）
STAP細胞論文問題で、理研の調査委員長を勤める石井俊輔研究員。彼は突然、調査委員長の椅子を投げ出した。なぜか？　なんと石井自身の学術論文にも疑義が露見したことが辞任理由という。なんと、よりによって小保方疑惑究明の調査委員会の委員長ですら、論文にねつ造疑惑が噴出。慌てて石井氏は、委員長辞任の意向を理研側に伝えたのだ。
「論文では、画像データの順番が入れ替わっていた」（同紙）
スキャンダルが漏れたため石井氏は、疑惑を認めた。掲載した科学誌に〝訂正〟を申し出たという。
「調査委は、STAP細胞の論文不正調査に関する小保方晴子研究ユニットリーダーからの不服申し立てを受け、再調査を行うかを審議している。そのさなかに委員長自身の論文に疑義が出て、問題は一層混迷を深めそうだ」（同紙）

まさに、イモづる式。泣きっ面にハチ。関係者にとっては「ブルータス、お前もか！」の心境だろう。

石井氏辞任の引き金となったスキャンダルとは？

二〇〇八年、英科学誌『オンコジーン』に発表した論文。乳ガン遺伝子に関する研究で石井氏が責任著者となっている。ところがネット上で「遺伝子を調べる実験画像データに、切り貼りした疑いがある」と指摘が出され、石井氏はそれを認めた。

彼は二四日、自身のホームページでデータの「順番入替」操作を行ったことを認め釈明。「疑惑をいだかせてしまったことをお詫び申し上げる」と謝罪している。

しかし、不正追及の責任者が、不正をしていた！

洒落にはならない。科学研究の世界のいい加減さに、世間は呆れた。

他の調査委にも疑惑噴出

小保方騒動、第二ラウンドは〝審判長〟の不正で頓挫した。

まさに、追及する理研側のオウン・ゴール。メディアも色めき立った。

「辞めるべきは石井委員長一人なのか」（『日刊ゲンダイ』二〇一四年五月二日）

なにしろ、小保方さんの責任追及のトップに、小保方さんと同じ「論文画像の切り貼り」が指摘されたのだ。小保方さんの代理人弁護士は勢いづいた。

「言葉の定義が理研と噛み合っていない」「『ねつ造』や『改ざん』とは何を意味するのか？」

弁護士は四月三〇日、理研側に「質問書」を提出した。

つまり、石井委員長が行った不正、画像の「ねつ造」「改ざん」と小保方さんの行為と、どこが違うのか？　問い質している。

委員長の不正発覚、辞任は小保方さん側にとって、思わぬ〝追い風〟となった。

それは、さらに続いた。

石井前委員長に続き、別の調査委員の論文にも、不正を指摘する声が出てきたのだ。

まさに、イモづる式。槍玉に上がったのは、調査委の古関明彦・理研免疫器官形成研究グループ・ディレクターの研究論文。二〇〇六年、米科学誌『MCB』に掲載された。その一部画像に「条件の違う実験写真を使用している」と研究者間で指摘されている。つまりは画像すり替え疑惑。まったく小保方さんと同じケースだ。古関氏は、遺伝学、免疫学の専門家。理研側は、新たな調査委員の疑惑に「報告は受けていない」（広報）ともみ消しに必死。

科学界全体が信用を失う

「STAP問題以降、日本では『一億総論文狩り』状態だ」と事態に呆れる『日刊ゲンダイ』

（前出）は、驚くべき事実を明らかにする。

「コンピュータ画像が普及する前は、遺伝子解析などで画像切り貼りが『容認』されていたという声もある」「今後、どんな新事実が発覚しても不思議じゃない」

つまり、「切り貼り疑惑」が浮上する調査委員が続発する。そんな事態になってもおかしくない。すると、もはや再調査どころではない。

「調査委自体が崩壊する……」

それだけではすまない。

「理研は疑義が生じるたび、対応を迫られる。そうなればキリがありません。今の調査委は刷新し、早くこの問題にケリをつけるべきです」（明石市立市民病院研修担当部長、金川修身氏、同紙）

そうしないと〝論文狩り〟の悪夢の連鎖は続く。

「日本の科学界全体が信用を失うばかり……」（同）

ところが、連鎖爆弾は、思わぬ所から〝爆発〟した。

あの山中教授もやっていた！

緊急「お詫び会見」の衝撃

全国に衝撃が走った。

突然、ノーベル賞学者、山中伸弥教授（京都大学）が緊急記者会見を開いたのだ。二〇一四年四月二八日。京都市左京区での会見にメディアは殺到した。いったい、今、なぜ？

記者たちは首をかしげた。マイクを持つ山中教授の口から出たのは謝罪の言葉だった。

「科学への信頼が揺らいでいる中、この報告をすることを心よりお詫びする」

つまり〝お詫び会見〟だったのだ。では、何をお詫びするのか？

事態は週刊誌の直撃取材に端を発する。山中教授の研究論文にも不正がある！

疑義を突き付けたのは『週刊新潮』だ。疑惑の指摘に、山中教授は反論できなかった。

「ねつ造ではないか？」と指摘された問題画像の生データすら提出できない。小保方さんと、全く同じケース。まさに、ノーベル賞学者として痛恨のミス。さらに、山中教授の三〇代の実験ノートには、実験年月日のうち「年」の記載が無いなどを指摘されている。信じがたい〝未熟さ〟。

山中教授は、小保方騒動に対して、その未熟さを指摘していた。しかし、ご本人の研究記録もまた、余りに稚拙だった。週刊誌が指摘した疑惑に反論するデータすら〝見つからない〟。共同研究者のノートすら保存していない。杜撰《ずさん》の極みと指摘されても弁解の余地はない。

山中教授は、会見では、ただ「悔やんでいる」を繰り返すのみ。

「私が日本の研究者の見本にならないといけない立場にあるのは十分承知している」

責任と無念が交錯する。こうして「不正疑惑」は、学会頂点も直撃した。

生データが見つからない！

ノーベル賞学者は、なぜ、唐突に「お詫び」記者会見を開いたのか？

それは週刊誌の発売でスキャンダルが噴出する前に、先手を打ったのだ。

醜聞露見後では権威は地に墜ちる。できるだけ傷は小さく抑えたい。その思惑が教授に会見のマイクを握らせた。

〝鬼の首〟を取った『週刊新潮』（二〇一四年五月八日一五号）は勢いづく。

その新聞広告も攻撃的だ（図2）。

「ノーベル賞『山中教授』が隠していた『小保方的』実験ノート」の見出し。さらに「論文の『データ捏造』疑惑！」「本誌直撃で緊急記者会見！」「単独インタビューで判明！」「小保方博士は免責されるか？」と畳み掛ける。

「……iPS細胞開発でノーベル賞を受賞した直後から、山中教授には一つの疑惑がささやかれて来た。小保方博士と同様、過去の論文に疑わしい実験データが載っているとの指摘だった。学

■山中教授もやっていたごまかし

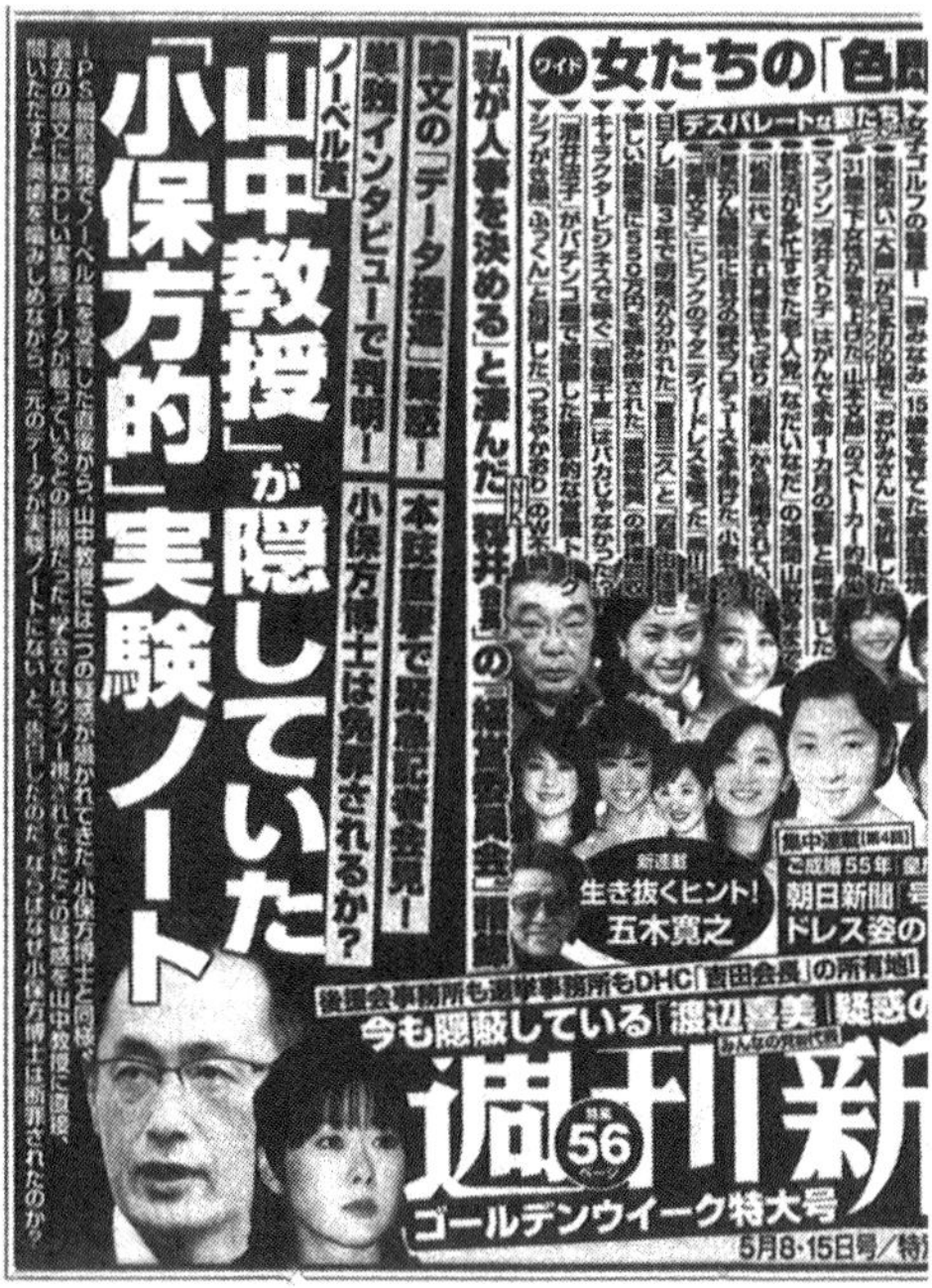

図2 『週刊新潮』（2014年5月8・15日号）広告

会ではタブー視されてきたこの疑惑を山中教授に直接、問いただすと奥歯を噛み締めながら『元のデータが実験ノートにはない』と、告白したのだ」（同誌）

『週刊新潮』は、さらに問い掛ける。

「……ならば、なぜ小保方博士は断罪されたのか？」

まさに、その通り。まだ三〇歳そこそこの〝未熟〟な研究者、小保方さんと、山中教授では格が違い過ぎる。こちらは、いやしくもノーベル賞受賞者である。世界を代表する万能細胞研究の第一人者として自他共に認める存在だ。その論文に不正が指摘され、反論すらできなかった。なら、まず糺弾されるべきは、小保方さんではなく、山中教授であるはずだ。なぜ、小保方さんは断罪され、ノーベル賞学者は、お咎めなしなのか？

その指摘は、まったく筋が通っている。

疑惑がゾクゾク！

「科学界を一匹の妖怪が徘徊している。〝小保方博士の怨念〟という妖怪が……」

同誌は、いささかおどろおどろしい表現で惹起する。

〝妖怪〟は不正追及の先鋒だった石井調査委員長の首を奪い、委員の古関氏にまで襲いかかった。「怨みはこれで収まらず、さらなる〝生贄《いけにえ》〟を求めたかのようだ。あにはからんや、iPS細胞の開発でノーベル医学生理学賞を受賞し、金字塔を打ち立てた、京都大学の山中伸弥教授（五一）の論文にまで、データ捏造疑惑が浮上したのである」（同誌）

問題論文は、山中教授が奈良先端科学技術大学院大学の助教授時代のもの。二〇〇〇年に、ドイツの学術誌『The EMBO Journal』に掲載された。ES細胞の分化過程で、生物の発生初期段階に必要とされる「NATI」という遺伝子の働きを調べた実験成果をまとめた論文だ。山中教授自身も「ES細胞の研究を始めるきっかけになった」と思い入れの深さを表明している。いわば万能細胞研究の入口の重大研究といえる。

ところが研究者の間では、この論文に二点の疑惑が指摘されている。

一つ目は、実験で使うES細胞の遺伝子を解析した電気泳動の画像（**図3、左上点線で囲った四角部分**）。隣り合う二つのバンドの画像の類似性が極めて高い。つまり、同じ画像を二つ並べただけの捏造ではないか、という疑惑だ（矢印①）。

二つ目は、各実験で得た数値を統計処理して平均値を棒グラフ化する際に、示さなければなら

■論文不正「証拠」指摘に反論できず

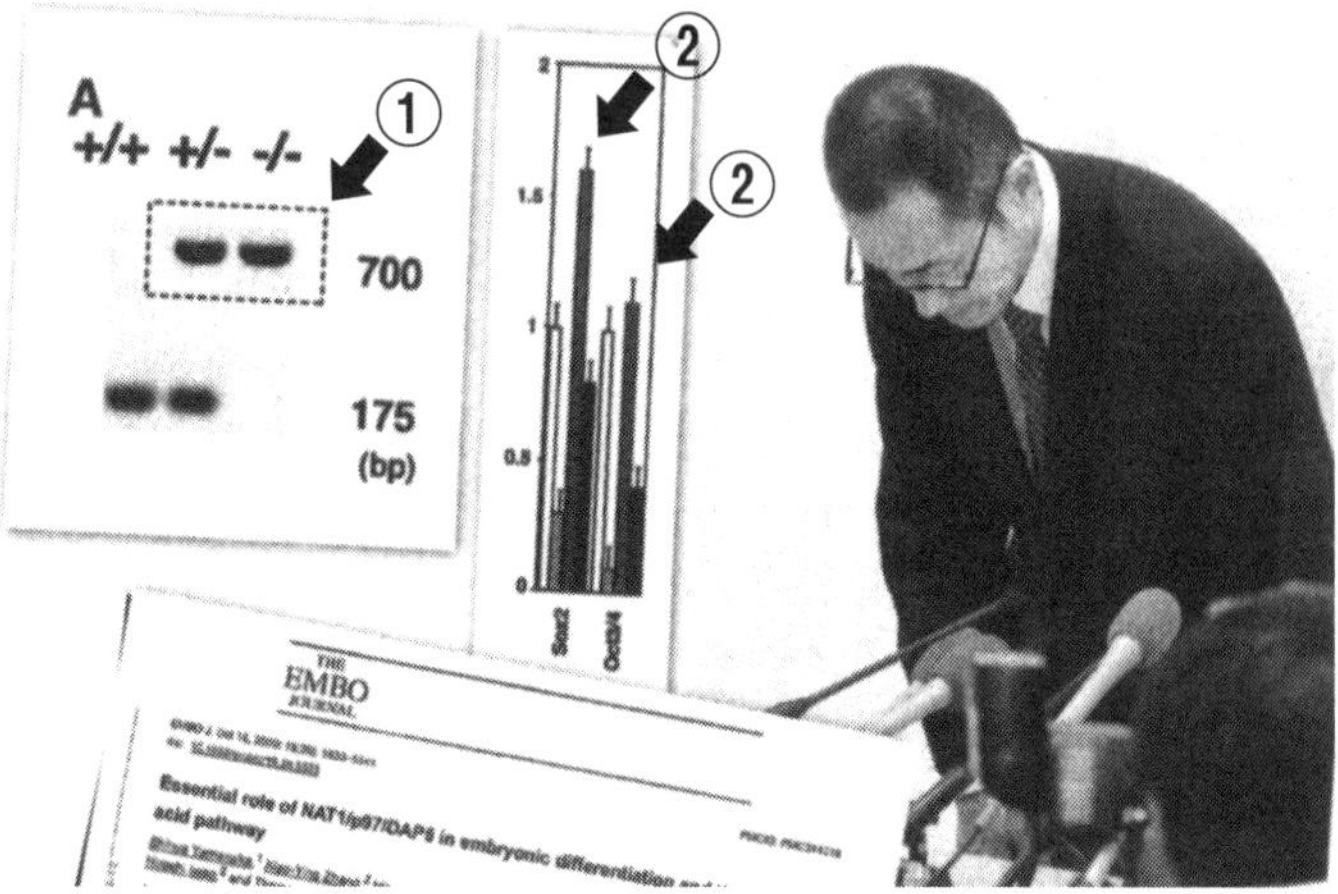

図3

（出典『週刊新潮』前出）

ない「標準偏差」（誤差）を表す「エラーバー」の疑惑（**図3、右**（**矢印②**））。普通なら実験によって明白な差が生じる。ところが、山中論文では「不思議なほど」長さが均一になっている（各棒グラフの上に飛び出した棒線）。

「前者の電気泳動は小保方博士の論文でも指摘されたもの。彼女の場合、結局、切り貼りによる改ざんが認定されたが、同じ問題のようにも見受けられる」（同誌）

使いまわしが習わしだった!

専門家は、前者は「他の実験で得たもっともきれいなデータを流用して、論文の見栄えを良くした」疑惑を指摘する。これも、小保方さんがやった画像の使い回しと同じ。

後者の「エラーバー」も「これほど揃っ

たものは見たことがない」と呆れる。「複数回必要な実験をこなさず、適当にバーを書き加えた可能性」を指摘する。

こうなると小保方さん同列の未熟さ、荒っぽさだ。

これら疑念を払拭するには、論文作成の基となった生データの公開しかない。小保方さんは、追跡できる生データを一般に公開出来なかったため、論文ねつ造と認定されてしまった。山中教授もねつ造疑惑を否定するなら、生データを提出し、正しいデータを差し替えて論文を訂正すればよい。

『週刊新潮』は、これら二点の疑点に関して、真偽を確認するため四月二八日、山中教授にメールやファックスで質問を送り付けた。

「そうしたところ（回答どころか）、即日、彼が行ったのが、京大でのあの緊急記者会見だった……」（同誌）

その記者会見の内容に『週刊新潮』は呆れる。

「共同研究者のノートは手元に残っていない」「電気泳動の画像が、実験ノートなどの資料から発見できなかった」（山中教授）。さらに、生データが自分のノートにないことを「恥ずかしい事実」と苦渋をこめて釈明している。

しかし、これはうがった見方をすれば〝画像はねつ造した〟と、自白したに等しい。

「これでは、小保方博士同様、厳密には反証できないことになるではないか」（同誌）

天に向かってツバする

山中教授は、一見、誠実さを漂わせ研究者然とした風貌をしている。

しかし、その人格を疑わせる発言の主でもある。

「実験ノートの記録は研究不正を防ぐいい方法です。ノートを出さない人は、〝不正をしていると見なす〟と明言しています。書いていても、ちょっとしか書いていない人や、汚い人は、指導している」

これは、記者会見に先立つ四月四日、医療研究に関連法案を審議する国会に参考人として出席し、答弁したのは、他ならぬ山中教授なのである。

明らかに小保方さんを意識し、痛罵している。まさに、どの口から、この言葉が出るのか？

天に向かってツバするとは、このことではないのか。

厚顔無恥とはまさにこのこと。山中教授は『週刊新潮』の直撃インタビューにこう答えている。

「僕の実験ノートに、データが全くないのです」

――実験データが一つもないとなると、実験自体が行われていないと思われても仕方がないのではないか。

「そう言われても、仕方がない。性悪説に立脚すればそうなるが、そんなことをやる動機や必要がない」

――しかし、研究者の姿勢としては問題では？

「問題があるのは間違いありません」「これがないと根本的に論文が成り立たないと認定されるなら、それこそ撤回もあり得るかもしれない」

まさに、ノーベル賞学者も地に墜ちた。

「今や再生医療で世界のトップを走る山中教授ですら、過去に杜撰なデータ管理を行っていたのである。生命科学の世界では、ある程度、似たようなことが常識化しているのではないか……」(同誌)

この疑念、指摘はまったく正しい。生命科学だけでなく、臨床医学の世界でも、研究のねつ造、不正はやり放題。デタラメの極みなのである。

降圧剤、論文不正で一兆円超、荒稼ぎ

ノバルティス社の「ディオバン」

科学論文ねつ造は不正だ。しかし、それで利益を得れば詐欺だ。れっきとした刑法犯罪なのだ。ところが、そのような詐欺犯罪が、日夜、横行している。

大学医学部は、別名〝白い巨塔〟と呼ばれる。そこには国内屈指の頭脳集団が集結し、日々研

鑽を重ね、先進医療の開発に専心している。だれもが、そう信じている。しかし、そこに蝟集《いしゅう》するのは白衣の研究者ではなかった。いわば、白衣の詐欺師たちなのである。

こう言われれば、心外、論外と憤激する者も出てくるだろう。しかし、胸に手を当ててみよ。一切の曇りなく医学研究に専念していると明言できる研究者が、いったいどれくらいいるだろう。浜の真砂は尽きるとも、世に論文不正の種は尽きまじ……。

近年の臨床論文不正で超弩級の凄まじさを見せたのがノバルティス・ファーマ社の降圧剤「ディオバン」をめぐる論文不正事件だろう。同薬の一般名はバルサルタン。二〇〇〇年発売。

脳卒中、狭心症に効果の嘘

それは二〇一三年七月に発覚。まず、東京慈恵医科大学が、突然、三一日に同薬剤投与の患者の「血圧値のデータが操作されていた」と発表。それに先立ち、京都府立医科大学でも、「脳卒中・狭心症の発症数」の臨床データ改ざんが判明している。

そもそも、同薬剤の臨床研究データは、次のようにして得られた。

（1）患者のデータをカルテに記入。
（2）入力担当者がデータを入力する。
（3）外部のデータ管理機関が保管。
（4）元社員がデータを解析（本人は操作を否定）。

（5）論文を作成（図4、上）。

この工程で、（2）入力されたデータと、論文作成に使用されたデータが食い違っていた、という。

とくに問題視されるのが「『ディオバン』の脳卒中や狭心症への〝著効〟」である。

もともと降圧剤であるのに「投与した患者に脳卒中、狭心症が激減した」と両大学は臨床論文

■1兆2000億円！空前の詐欺犯罪の構図

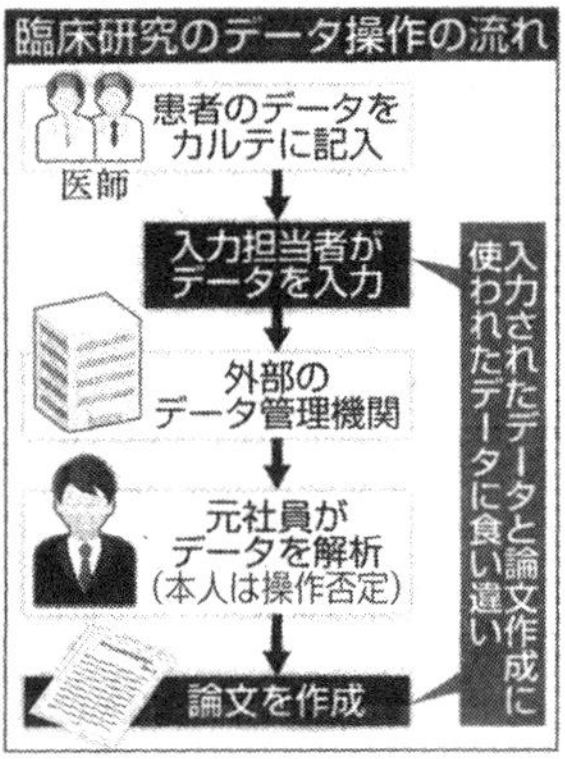

臨床研究のデータ操作の流れ
患者のデータをカルテに記入
医師
入力担当者がデータを入力
外部のデータ管理機関
元社員がデータを解析（本人は操作否定）
論文を作成
入力されたデータと論文作成に使われたデータに食い違い

ディオバンの臨床研究比較

中心となった大学	東京慈恵医大	京都府立医大
臨床研究の名前	Jikei Heart Study	KYOTO HEART Study
患者の登録	2002～04年	2004～07年
論文発表	2007年、英医学誌ランセット	2009年、欧州心臓病学会誌など（撤回）
患者	降圧剤治療を受けている患者3081人を約3年追跡	ハイリスク高血圧患者3031人を約3年追跡
研究結果	もともとの降圧剤治療にディオバンを加えた人たちは、それ以外の種類の薬を加えた人たちに比べ、入院が必要な脳卒中や狭心症などが39%減少	もともとの降圧剤治療にディオバンを加えた人たちは、それ以外の種類の薬を加えた人たちに比べ、脳卒中や狭心症などが45%低下
元社員の関与	論文執筆、事務局、解析など数多くの委員会に出席。統計解析を一部実施	事務局、解析など多くの委員会に出席。統計解析を実施、論文も一部執筆
大学の調査結果	患者の血圧値を操作	脳卒中や狭心症の発症数を操作

図4

（出典『東京新聞』2013年7月31）

に特記していたのだ。不正に関与した大学は五つにも及んでいる。

五大学に億単位〝ワイロ〟

そして、各大学ともノバルティス社から「奨学寄付金」名目で現金が振り込まれている。

たとえば――。

▼**東京慈恵医科大学**（一億八七〇〇万円）「『ディオバン』を投与した患者たちは、それ以外の薬投与群にくらべて、入院が必要な脳卒中や狭心症が三九％も減少した」＊データ操作で論文撤回。

▼**京都府立医科大学**（三億八一〇〇万円）同様に「『ディオバン』投与群は、他の患者にくらべて、脳卒中、狭心症が四五％低下した」＊データ操作で論文撤回。

ところが、不正（犯罪）に手を染めた大学は、これだけではなかった。

同じ穴のムジナがぞろぞろ出てきたのだ。

▼**滋賀医科大学**（六五〇〇万円）データ操作の疑い。＊データ操作で論文撤回。

▼**千葉大学・医学部**（二億四六〇〇万円）データ操作疑い。＊大学が論文撤回勧告。

▼**名古屋大学・医学部**（二億五二〇〇万円）データ操作なしと大学側調査。

判明しているだけで、降圧剤「ディオバン」の効能論文、ねつ造に荷担していた大学医学部は五大学にのぼった。さらに、呆れたことに、これら五大学医学部には、ノバルティス社から数億円単位の金（謝礼？　ワイロ？）が振り込まれていたのだ。
こうなると、もはや堂々たる医療詐欺犯罪というしかない。医学界の構造腐敗そのものだ。

詐欺犯罪で一兆二〇〇〇億円！

投与患者に「脳卒中・狭心症が三九％減少」と明記した東京慈恵医科大学の論文は二〇〇七年四月、英国で権威あるとされる医学誌『ランセット』に掲載された。同様に京都府立医科大学は「四五％減」。いずれも三〇〇〇症例以上を約三年間追跡したとされる大規模調査だった。ところが、この二つの研究には、統計解析についてノバルティス社の元社員が参加していた、という。これが事実なら、利益当事者の製薬会社の社員が、堂々と自社の医薬品の効能を立証する学術論文の作成に参加していたことになる。

つまり、自分の採点用紙を自分で採点するようなもの。数字をごまかさないほうが奇跡だ。「誰がやったか不明だが、脳卒中や狭心症発症数そのものが操作されていた」（京都府立医科大学）

ノバルティス社は、これら大学の〝有効データ〟を最大限に活用して、降圧剤「ディオバン」広告販売に猛進した。キャッチフレーズは「脳卒中、狭心症にも効きます！」

その販促ＰＲパンフには、世界の一流科学誌に掲載された大学の〝効能〟論文などが麗々しく取り上げられた。まさに五大学の〝素晴らしい〟臨床データと権威ある科学誌の効果は絶大だった。

なんと、同社はこれら効能ＰＲが効を奏し、一〇年余りで主力商品「ディオバン」は年間一〇〇〇億円以上を売り上げ、一〇年超で一兆二〇〇〇億円を超える大ヒットとなった。まさに、医学界も巻き込んだ壮大なる詐欺犯罪の〝成果〟。その意味で罪の底無しの深さは、小保方さんスキャンダルの比ではない。

しかし、不可思議なことに、ほとんどのマスメディアは、このノバルティス・スキャンダルには沈黙した。

社員一人トカゲ尻尾切り

いっぽう、醜聞噴出に関与した五大学はパニックに陥った。

京都府立医科大学、千葉大学と相次いで論文撤回を公表。しかし、もはや後の祭り。地に墜ちた信用回復は沈む夕日を引き上げるより難しかろう。とにかく、このような大学には、絶対、近寄らぬことだ。〝かれら〟にとって患者とは、別名、モルモットに過ぎないからだ。

警察の〝捜査〟も実に手ぬるい。事件に関与したのはノバルティス社の元社員、白橋伸雄一人とされた。白橋某は、自らが同社社員の身分を隠し、同剤の臨床研究に参加。様々な臨床データ操作に関与した。彼は〝単独〟で、京都府立医科大学の専任者に〝助言〟し、論文資料を作成し、データの解析図表作成も個人のパソコンで行った、という。

警察は、この初老の元社員を逮捕。それだけで、ノバルティス・スキャンダルは一件落着とされた。昔ながらの「臭い物にフタ」「トカゲ尻尾切り」である。

悪質性、犯罪性からいえば、STAP騒動より数百、数千倍は質《たち》が悪い。ノバルティス社が荒稼ぎというより、騙し取った一兆円以上の巨額の金は、我々の保険料や血税からむしり取られたものだ。国民は憤激し、同社の犯罪糾弾に怒りの声をあげるべきなのだ。

しかし、家畜以下に飼いならされた国民は、怒りの声どころか、不満の呻きすら上げない。

「ディオバン」に致死性「重大副作用」

死亡率三〇%のSJS発症

この降圧剤「ディオバン」騒動には、おもわぬオマケがついた。

服用した患者に、副作用の皮ふ障害が続発したのだ。それも皮ふの広範囲がただれる重症皮膚炎だ（**表5**）。

調べて愕然とした。「皮膚粘膜眼症候群」は、正式名称はSJS（スティーブンス・ジョンソン症候群）という致死性の重大副作用。二〇〇九年からわずか二年半で一三一名の死亡が報告されている。死亡率は約三〇%と驚くほど高い。さらに、約一五〇〇人が「皮膚が溶ける」「失明」など悲惨な後遺症に襲われている。市販風邪薬でも発症。パブロン一錠で発症し、急死し

■致死率30%重大副作用も隠していた

疾患名	代表的な症状
中毒性表皮絵師融解症（TEN）	・全身の皮膚が赤くなる ・皮膚の10%以上で水膨れやただれなど ・38度以上の高熱 ・目の充血・のどの痛み
皮膚粘膜眼症候群（SJS）	・皮膚の10%未満で水膨れやただれなど ・38度以上の高熱 ・まぶたの腫れ ・目の充血・のどの痛み
類天疱瘡《るいてんぽうそう》	・全身にかゆみを伴う水膨れ

表5　ディオバンの副作用が疑われている主な皮膚障害

（出典『東京新聞』2013年7月29日）

た三〇代の主婦もいる。さらに「中毒性表皮壊死症候群」（TEN）は、SJSが重症化したもの。これらは「全身の皮膚粘膜が火傷状態になり、死亡や失明にいたる重篤な薬害副作用」。その原因薬剤は風邪薬、抗生物質、解熱鎮痛剤など千種類を超えると言われている。恐ろしいことに、その発病機序は、いまだ不明。そして、予防法どころか治療法すらない。そもそも薬は生体にとって毒物にすぎない。その〝毒〟に対して、身体の免疫系が過剰反応し、一種の暴走（サイトカイン・ストーム）を起こしたものと考えられる。

「添付文書」でも警告せず

日本の医学界を巻き込んだ一大スキャンダルを巻き起こした降圧剤「ディオバン」。その薬剤には、さらに致死性副作用SJS（スティーブンス・ジョンソン症候群）発症という悪夢のオマケ付であった。さらに、呆れたことに、この死亡率三〇%という恐怖の「重大副作用」がありながら、ノバルティス社はそれを「医薬品添付文書」に「注意」「警告表記」していなかった。悪質極まりない薬事法違反の違法行為だ。「添付文書」には、生命に関わる「重大副作用」は必ず明記が薬事法で義務付けられている。この「ディオバン」騒動で、この致死性副作用まで炙《あぶ》りだされた。

「服用後、皮膚の広範囲がただれるなどの重い症状が出たとの報告がわずかながらあるとして、厚生労働省などが二九日までに調査を始めた。薬の添付文書に副作用情報として皮膚障害を記載するようノバルティス社に指示するか、八月にも判断する」（『東京新聞』二〇一三年七月二九日）

つまり、当社は、一〇年以上にわたって、この致死性「重大副作用」の存在を隠蔽してきた訳だ。一方ではありえない脳卒中、狭心症への〝効能〟を五大学医学部にでっちあげさせ、他方では死ぬこともある副作用を姑息に隠蔽していた。その悪辣さは底無しだ。

論文に、ペテンねつ造、あたりまえ

東大教授を詐欺で逮捕

「論文データ操作——学術研究への裏切りだ」（『東京新聞』二〇一三年八月一日「社説」）

メディアも、論文不正の続出に、呆れ果てる。

とにかく、出てくる。出てくる。論文・データ改ざんのスキャンダルはきりがない（表6）。

まさに、浜の真砂は尽きるとも……と、嘆きの一つも出てくる。

たとえば、東大教授の〝犯罪〟。二〇二三年七月二五日、東京地検は東大政策ビジョン研究センター教授の秋山冒範・容疑者（五五）を詐欺容疑で逮捕した。同容疑者は、IT関連会社など六社の社長らと共謀し、データベース作成の委託費などを発注したように装い、東大に虚偽の請求書を提出。七回にわたり業者の口座に計一八九〇万円を振り込ませ、詐取した疑い。その金が同教授に還流、着服していた。さらに共同研究していた岡山大学からも同様手口で二九〇万円を詐取している。同教授は、医療IT研究の第一人者。「医療とIT両方にたけた天才」と評価も高かった、という。天才学者ですら、白昼堂々と、詐欺犯罪にためらいなく、手を染めてしまう。それだけ、研究費という名の公金着服も日常化しているといえる。ましてや、製薬会社など利益共有企業からの〝入金〟はあってあたりまえ。天下の東大ですら、腐敗の連鎖は止まらない。

東大四三論文に改ざん、ねつ造

さらに加藤茂明教授（当時、東大分子細胞生物学研究所）らが発表した四三本もの論文に多数の改ざん、ねつ造が発覚。さすがの東大当局も事態を放置出来ず「四三論文は撤回が妥当」との報告書を公表した。同教授が関わった一六五本の論文を調査。その結果「同一画像の使い回し」が多数見つかった。その他、「画像反転などの加工をした上で、別の画像として使っていた」な

■出てくる出てくる医学論文不正の山

最近の主な論文・データ改ざん・捏造問題
●製薬会社ノバルティスファーマの降圧剤を使用した京都府立医大元教授の臨床研究論文がデータ操作。東京慈恵医大も操作認める（2013年7月）
●東大分子細胞生物学研究所の元教授らが論文の改ざん、捏造（同）
●三重大大学院の准教授が脂肪細胞に関する論文でデータ捏造（同年5月）
●東大元特任研究員がiPS細胞の臨床治療を行ったと虚偽論文（12年10月）
●東邦大医学部の元准教授の論文でデータ捏造（同年5月）
●名古屋市立大大学院医学研究科の准教授らが論文にデータ流用、捏造（同年3月）
●東工大研究員が電池研究でデータを捏造（同年2月）
●独協医大の内科学の元教授が論文不正（同年1月）
※カッコ内は疑惑発覚、大学側が公表などした時期

表6

（出典『東京新聞』2013年8月1日）

ど姑息テクも露見。同教授は〇四～〇九年に約一八億円の公的補助を受けた大型プロジェクトのリーダー。その主な成果となった論文にも不正が発覚、「撤回勧告」が出された。加藤元教授はメディアの取材に「改ざん、ねつ造があったのは事実。すべて当方の責任」と非を全面的に認めている。

こうなると詐欺師が東大教授に収まっていたようなもの。これら研究者の不正は、まさに氷山の一角。発覚しただけでも科学研究費補助金などの不正使用は、四六機関で計、約三億六一〇〇万円に達する（文科省調査）。むろん、これらも氷山のほんの一角であることは言うまでもない。

「公金だけに見逃せない事態だ。企業が絡んだ科学研究の在り方も再考すべきだろう。癒着がないか、厳格なチェックが欠かせな

い」（『東京新聞』二〇一三年七月二六日）

一九三本ねつ造疑惑でクビ

論文ねつ造も上には上がある。

二〇年間にわたり、一九三本ものねつ造疑惑論文を書き続けてきた学者もいる。日本麻酔科学会会員で、東邦大学医学部、元准教授の論文一九三本に「データ不正の疑い」がある、と同学会が特別調査委員会を設置。二〇一二年五月、同調査によると、発端は海外の複数の学術専門誌が、元准教授の論文に「データねつ造の疑いがある」とする記事が発表されたこと。東邦大学ホームページによれば「科学的合理性と倫理的妥当性に重大な疑義がある」との通報を受けて調査に着手したという。少なくとも論文八本で臨床研究に関する倫理規範違反が判明、当人に対して二月二九日付けで諭旨退職処分を下している。

中には〝愉快犯〟としか思えぬインチキ研究者もいる。

二〇一二年一〇月「iPS細胞を使った世界初の心筋移植手術に成功した」と公表、メディアを大騒ぎさせた御仁もいた。彼は元東大・特任研究員の肩書きを最大限に利用し、マスコミを信用させた。

なぜ、これほどひきも切らず、研究論文のねつ造、改ざん、不正が続発するのか？

理由は一にも、二にもカネである。とくに医療分野では斬新な研究成果には莫大な研究費が政府から支給される。製薬会社など先を争って資金提供をする。

カネの次は名声である。名前を上げれば、さらに政府、企業はカネを差し出す。こうして医療利権は雪だるま式に膨れ上がる。政府、企業が巨額資金を出すのは、その研究〝成果〟が、さらなる巨額利権を生み出すからだ。

これまで、述べた研究不正、論文ねつ造は、あってあたりまえ。露見、発覚は、ただ運が悪かっただけなのだ。

三分の二以上の臨床論文はペテンだ

FDA抜打ち検査の衝撃

現代の医療現場の腐敗は、底無しだ。

――三分の二以上の臨床データは、ペテンである――

衝撃の指摘がある。これに反論出来る医師、研究者は皆無だろう。

アメリカ医師の良心として、今も大衆の称賛を集めている医師がいる。故・ロバート・メンデルソン博士だ。その著書『医者が患者をだますとき』（PHP文庫、弓場隆訳、以下同）は、必読だ。

「……四人のノーベル賞受賞者を含む著名な科学者たちで構成された委員会が、薬に関する問題を研究した結果、次の二点が判明した」

「諸悪の根源は、臨床試験を行っている医者と研究者にある」

「新薬の臨床試験はデタラメである」

この調査は、ＦＤＡ（米食品医薬品局）が指揮を執った。

まず、臨床試験を行っている医者を無作為で抽出。抜き打ちで、その〝仕事〟ぶりを検査したのだ。その結果が『米医師会雑誌（ＪＡＭＡ）』（一九七五年一一月三日）に掲載報告されている。

その内容は驚愕の一言に尽きる。
▼全体の約三分の一が、実際には臨床試験を行っていない。
▼さらに三分の一が、診療録（カルテ）に従っていないデータを使用している。
▼全体の約二割が不正確な分量を使ったり、データを改変したりするなど、ありとあらゆる不正行為を行っている。
▼臨床試験の結果に科学性を認められるのは、結局、全体のわずか三分の一程度にすぎない。

新薬三分の二はインチキ薬

つまり、米国でも臨床医学論文の三分の二以上は、ペテン、インチキである……という衝撃事実。それが、この抜き打ち調査で判明した。これは、空恐ろしいことだ。なぜなら、製薬会社が発売する新薬の「有効性」「安全性」などは、これら医療機関の臨床試験に基づいているからだ。

その臨床論文の元となる三分の二以上の試験現場で、臨床データの改ざん、ねつ造、不正が横行している。

ということは、少なくとも新薬の三分の二は「有効性」「安全性」もペテン実験で、ねつ造されたことになる。つまり、医薬品の三分の二は「有効性」も「安全性」も、インチキだった……という、目まいのする真実に到達する。

アメリカ国内で三分の二以上の臨床試験が不正まみれ。ということは、全世界でも同じとみなすべきだろう。一般に米国での臨床試験は倫理的に厳しいと伝えられてきた。その米国ですら、このていたらく。他の国々での堕落腐敗は、さらに酷《ひど》いはずだ。ひるがえって日本の現状をみれば、これまで述べてきたとおりの惨状だ。

科学誌の半分以上がペテン

米科学基準局のリチャード・ロバーツ博士は断言する。

「科学者が科学誌に発表するデータの半分、あるいはそれ以上が無効である。研究者が正確にデータを測定したという証拠もなければ、首尾一貫して研究が行われたという証拠も無いのが現状だ」

つまり、有名な科学誌でも、そこに掲載される論文の半分以上はインチキなのだ。ただ、あぜんとする。

「インチキな研究報告は、日常茶飯事で、新聞もいまさら大きく取り上げたりしない」とメンデルソン医師は嘆く。

論文不正を暴く証拠は枚挙にいとまがない。

アイオワ州立大学の心理学者レイ・ウォリング博士は、学生達に科学論文の執筆者三七人に宛てて手紙を書かせた。論文の根拠となったデータの提供を求めたのだ。回答してきた三一人中二一人は、「データを紛失したため応じられない」と返事を寄こした。これは、山中教授の弁明と同じ（前出）。教授の元に届いたのは七データのみ。それらを分析してレイ博士は、こう結論づけた。

「いずれもあまりに重大ミスが含まれている。そのため科学的事実として扱うことは出来ない」

新薬認可と助成金めあて

「不正行為の背景には、医者が製薬会社に雇われて、米食品医薬品局（ＦＤＡ）の新薬認可の基準に合格する研究報告ばかり作成するという事情がある」「国の助成金をめぐって競争が激化の一途をたどり医者は助成金を獲得することだけを目的にして研究報告を作成することもよくある」

これは、まったく日本と同じ。

「研究に携わる医者は互いになれ合いの関係にあるから、同僚がいいかげんな実験をして、インチキな研究報告を書き上げ、あいまいな分析をしていても、見て見ぬふりをしているのだ」

まさに、いずこも同じ……。

コロラド大学の微生物研究者アーネスト・ボレク博士の告発だ。

「あいまいでいいかげんなデータが科学誌にそのまま掲載されるケースが、最近ますます増えている」

サリバドル・ルリア教授（マサチューセッツ工科大学、分子生物学）は、ノーベル賞生理学・医学賞の受賞者。その権威ですら、独白する。

「共同研究者の一人が実験データをねつ造したため、非常に高い評価を受けている科学者たちが研究データを撤回するはめになったケースを私はいくつも知っている」

ネズミの体に着色！

メンデルソン医師は、これらおびただしいインチキ研究の例をあげる。

それは、ガン治療の世界最大の民間研究機関スローン・ケタリング研究所で起こった事件。

「ここの研究員だったウィリアム・サマリン博士は、ネズミの組織移植が成功したと見せかけるために、ネズミの体に着色をしていた！」

こうなるともはや喜劇である。

「実験動物の体に着色するというインチキ研究の先駆者は、パウル・カメレルというオーストリアの遺伝子学者である。フランスの博物学者ラマルクが一九世紀初めに唱えた『用不用説』（後天的に獲得した形質が子孫に伝達されるとする進化論学説）を証明するために、カメレルはカエルの足に着色した……」

さらに、この不正は悲劇を招く。その後、英国の批評家アーサー・ケストラーに『サンバガエルの謎』という著作で、この不正がばく露されると、カメレルは拳銃で自らの命を絶った。

データ不正は、科学者にとって〝禁断の実〟だ。

真理と名声を得るため、密かにその悪魔の誘いに手を伸ばす。

一九世紀のオーストリアの生物学者で、「遺伝学の父」と呼ばれるグレゴール・メンデルも悪魔の誘いに墜ちた一人だ。

自ら唱えた遺伝子の理論をより完璧にするため、エンドウの交雑実験で得られたデータの〝組み替え〟を行っていたことを示す形跡が残されている。

メンデルが導き出した理論は確かに正しかった。しかし、データを統計学的に追試すると、その理論がメンデルの実験から導き出される確立は一万分の一程度でしかないことも判明している。

医学は死神、病院は死の教会

横領で有罪、米医師会長

科学の中でも医学は、人の命を扱う。他分野より、さらに厳粛さが求められる。

しかし、事実は、まったく逆なのだ。

米医師会の理事会会長が、銀行基金一八〇万ドル（約一億八〇〇〇万円）を横領した容疑で告訴された。彼は罪を認め、懲役一年六か月の有罪判決を受けている。

「これは、例外的なことではない。アメリカ医学界の最高レベルで、こんなことが日常的に行われている。職務違反、データの改変とねつ造、公金の横領。これが、現代〝医学教〟の代表的な機関であるハーバード、エール、米科学アカデミー、米医師会の『大司教』や『枢機卿』の間でまかり通っているくらいだから、他の大学や医療機関の聖職者たちの腐敗ぶりたるや、推して知るべしである」「こうして見ると、医者の指示に従って服薬することが、いかに危ないことであるか、わかるだろう」（メンデルソン医師）

屍の上に築かれた巨大利権

彼は現代医学の神を〝死神〟と断言する。そして、現代の病院は、〝死の教会〟である。

「現代医学が誇る成果は、どれだけ病める魂と命を救ったかということではなく、どれだけ医療機器を使い、どれだけ利潤をあげたかということにすぎない」

「現代医学教の根源にたどり着くには、おびただしい薬で埋め立てられた〝海〟を渡り、累々と積み上げられた医療機器の〝山〟を越え、道なき道をたどって行かなくてはならない」

「薬の投与は不健全にして科学的な、しかも非合理的なものに成り果てている。薬とは現代医学の〝信仰の対象〟でしかないのだ」

彼の医療告発は明解である。

▼**健康診断は儀式**　いい加減な機器／レントゲンによる被ばく／医療検査は〝神のお告げ〟／病気は医者が作り出す／医者は過激な治療が好き／健康診断にまつわる幻想

▼**医者の処方する薬**　抗生物質のウソ／抗生物質が細菌を悪性化／薬害悲劇は日常茶飯．副作用による大量殺人／現代医学の薬漬け儀式

▼**意味のない手術**　不要な手術は年間三〇〇万件以上／手術の九割前後は不要・危険／〝医学の進歩〟は幻想である／ガン手術は失敗の繰り返し

▼**病院で病気になる**　入院患者一〇％が院内感染／毎年一八万人治療ミスで死亡（ハーバード大学）

人類二人に一人は病院で殺される

医療による大量虐殺

……現代医療の正体は、屍《かばね》の山脈の上に聳《そび》え立つ利権の魔城なのだ。

著名なクェンティン・ヤング博士は、こう断言している。

「医療による大量虐殺が行われている」

つまり医者が組織的に大量の人間虐殺を行っている、という告発だ。

メンデルソン医師は、明言する。

「現代医学教がいかに猛威を振るっているかは、医者の団体がストライキに入った時にはっきりと現れる。医者が仕事をやめると世の中が平和になるのだ」

▼一九七三年、イスラエル全土で病院ストが決行された。診察する患者の数が一日六万五〇〇〇人から七〇〇〇人に減らされた。ストは一か月間続いた。この間、同国の死亡率は半減した（エルサレム埋葬協会調べ）。

▼一九七六年、南米コロンビアの首都ボゴダで医者が五二日間ストに突入した。救急医療以外はいっさい治療は拒否した。現地の新聞はストによる奇妙な副作用を報じた。スト期間中に、首都の死亡率が三五％も低下したのだ（国営葬儀協会調べ）。

▼一九七六年、アメリカ、ロサンゼルスで医者がストを決行した。このときも死亡率は一八%低下した。研究者が一七の主要病院を調査したら、スト期間中、手術件数が六〇%も減少していた。そして、ストが解除され医療機器が再び稼働を始めると、死亡率はスト以前の水準に戻ったのである。

前述のイスラエルで、これほど死亡率が減少したのは、二〇年前にやはり医者がストをしたとき以来だった。

病院ストで死者が半減した、ということは二人に一人は〝病院で殺されている〟ことを意味する。それは、人類全体にも言えるだろう。つまり、人類の半分は病院で〝虐殺〟されている……。

「医者は永遠にストを続けるべきだ」とメンデルソン医師は皮肉をこめて指摘する。

「医者が医療行為の九割をやめて救急医療にだけ取り組めば、人々の健康状態はまちがいなく改善されるはずである」なぜなら、「どの医療行為も、その本質は『死の儀式』にほかならない」。

第5章　ｉＰＳ細胞はガン化する！

二つのブレーキ破壊でガン増殖

ブレーキを壊す発ガン医療

「ｉＰＳ細胞は、ガン化する……」

その懸念を示し、警鐘を鳴らす医師がいる。

土佐清水病院院長の丹羽靭負医師。彼は著書『国際がん学会が認めた、延命効果世界一の『丹羽がん療法』』（徳間書店）で、主張している。

「ｉＰＳ細胞の開発は、発ガンの危険性をもっと強調すべきだ」

その理由は、次のとおり。

「慎重に取り組んでいかないと、大きな落とし穴が待ち構えている」

〝落とし穴〟とは、ガン細胞である。ｉＰＳ細胞で再生医療を行う。すると「正常な細胞ととも

に、わずかに存在していたガン細胞も同時に増えてくる」（丹羽医師）

端的にいうと、ｉＰＳ細胞を増殖させる。そのためには、増殖抑制酵素を破壊しなければならない。人体には細胞増殖を抑制するブレーキ役として「ＲＢ」「Ｐ５３」という二種類の酵素が備わっている。いっぽう、ｉＰＳ細胞によって再生医療を行うためには、ｉＰＳ細胞を増殖させる必要性がある。そのためには、二種の〝ブレーキ〟が邪魔になる。そこで、ｉＰＳ細胞開発には、必ずこの二つのブレーキの破壊が必須条件となる。そうすることで、ようやくｉＰＳ細胞は増殖し、再生医療への活用が可能となるのだ。

しかし、細胞増殖ブレーキが破壊されて喜ぶのはｉＰＳ細胞だけではない。もう一つ。恐るべき細胞たちが、ブレーキ破壊を歓迎する。それがガン細胞だ。つまり、ｉＰＳ細胞を増殖させる、ということは他方でガン細胞を増殖させる……ことに、他ならない。

これが「自然の系」と呼ばれる現象だ。

「これが、ｉＰＳ細胞の一番危険なところ」と丹羽医師は強調する。

プロなら皆知っている

彼にいわせると「抗ガン剤はガン細胞を『抑える』。これに対してｉＰＳ細胞はガン細胞を『増やす』。ちょうど逆になりますが、抗ガン剤の副作用と、ある意味で共通する問題なのです」

つまり、ｉＰＳ細胞による再生医療は、発ガン医療で終わる恐れがある。

ｉＰＳ細胞はガン細胞を増殖させるリスクを秘めている。つまり「発ガンリスクがある」。それは「この道のプロの研究者は、皆、ご存じ」という。丹羽医師は、ｉＰＳ細胞ノーベル賞に、ただ熱狂するだけのメディアにも苦言を呈する。

「『常に発ガンの危険が伴いますよ』となぜ初めから言わないのでしょうか」

世界のマスメディアは、なぜかｉＰＳ細胞の発ガン性には触れない。それは、いうまでもなく彼らはロックフェラー、ロスチャイルド財閥などの巨大資本（メジャー）に完全支配されているからだ。その傘下には、いうまでもなく数多くの巨大製薬会社が連なっている。

製薬利権にとっては、ｉＰＳ細胞こそ、新しい利権の草刈り場。そこに発ガン性などといった水をさして、せっかくの熱狂ブームを冷やしてしまうと、将来の莫大な利権も吹っとんでしまう。つまり、ｉＰＳ発ガンリスクに蓋をするのも、医療マフィアの将来利益のための算段なのだ。

ノーベル賞と再生医療幻想

ノーベル賞受賞で熱狂

ｉＰＳ細胞といえば、二〇一二年、山中伸弥京都大学教授が、その研究でノーベル生理学・医学賞を受賞。日本中を熱狂の渦に巻き込んだ。

それは山中教授と英ケンブリッジ大学、Ｊ・ガードン名誉教授のダブル受賞。功績はｉＰＳ細胞の開発と応用だ。ｉＰＳ細胞の正式名称は「人工多能性幹細胞」。ノーベル賞受賞で医学界も熱狂した。それは同細胞が「再生医療」への道を拓《ひら》くと熱く期待されているからだ。ｉＰＳ細胞などの幹細胞は、別名、万能細胞と呼ばれる。筋肉、骨、神経、臓器……あらゆる体細胞に変化する、という意味だ。

それでは、「再生医療」とは何か？

一言でいえば、ｉＰＳ細胞などの万能細胞を増殖させ、身体の死んだり、弱った組織を回復させる。つまりｉＰＳ細胞で失われた細胞や組織の修復を図る、というものだ。

まず人体修理の〝部品（パーツ）〟を、万能細胞で作成する。それを移植して、臓器や組織を再生させるのだ。これなら、他人の臓器提供にたよる臓器移植と異なり、自らの組織なので拒絶反応も起きない、というわけだ。

不老長寿も夢でない？

医学界は、この再生医療こそ、未来の医療と煽る。

世間もこの〝夢の医療〟に熱狂している。中には「くたびれた臓器を再生し、若い臓器に取り替えれば、不老長寿も夢ではない」と、文字通り夢のような〝希望〟を吹聴する向きもある。

ｉＰＳ細胞のノーベル賞受賞は、再生医療フィーバーに拍車をかけた。

そして、ついには自らをハーバード大学客員研究員と名乗る森口某なる珍人物まで登場。彼は、

「すでにiPS細胞の心臓移植に成功した」と公表。それに読売新聞など大手マスコミが飛び付いた。「読売」は一面ぶち抜きスクープ記事として掲載。これに共同通信などが慌てて後を追った。ところが、この御仁は、まさに愉快犯ともいうべきペテン師。大手メディアは、その稚拙な嘘に振り回され、赤っ恥をかいてしまった。この空前の誤報は、誇大妄想癖のある人物の人騒がせで一見落着した。しかし、騒動の原点ともなったiPS細胞の真実については、メディアはまったく報道しようとはしない。

いや、メディアはiPS細胞の落とし穴について、報道できない。

世界のメディアを支配する巨大な力が、それを絶対に許さない。

〝夢の医療〟に人類は騙され続ける

繰り返される幻想と洗脳

しかし、これまで人類は幾度となく〝夢の医療〟にだまされ続けてきた。

幻想を振りまいてきたのは、いうまでもなく二大財閥が支配する巨大医療資本だ。近代医療利権は過去約二〇〇年にわたって、完璧に巨大財閥に支配されてきたのだ。

ロバート・メンデルソン医師（前出）は、医療を支配するのは現代医学教という〝宗教〟である、と断言する。そして、その神とは〝死神〟であり、病院は〝死の教会〟なのだ（『医者が患者をだますとき』前出）。

この宗教に平伏するのが、患者という名前の〝信者〟達である。

医学教の敬虔な信者たちは、〝死の教会〟に参列し、〝死神〟からのお呼び出しを待っている。その間、医者という名前の司祭や牧師たちが、〝死神〟のご託宣を授ける。ちなみに、信者達の頭上に厳かに撒かれる聖水は〝毒水〟である。

この〝死の教会〟の枢機卿や司祭たちにとって肝要なのは、信者達に、ここが〝死の教会〟であることを悟られぬことだ。一見、輝かしい救いに満ちた救い主の場であるかのように偽装しなければならない。

そこで、〝かれら〟が企《たくら》んだのが救済の幻想と洗脳だ。

早くいえば「〝夢の医療〟があなたを救う」という神の御託宣なのだ。

その司祭達の希望に満ちた厳かな声に、信者達は、俯《うつむ》き、感謝の祈りの言葉を捧げる。しかし、幻想は必ず裏切られる。

苦い歴史の繰り返し

夢の医療への淡い期待は、やがて裏切られ、苦く悲しい後味のみを残していった。

すると、悪魔的な司祭たちは、新たな〝夢の医療〟幻想を手品のように繰り出し、次なる洗脳に導いていったのだ。まさに、その繰り返し……。

その苦い経験を忘れてはならない。

その〝夢の医療〟の苦々しい歴史を振り返ってみよう。

抗生物質

まず、戦後に登場したペニシリンなど抗生物質が、その典型だ。

「そのとき人々は人類の病気は、全て克服された、と勘違《かんちが》いをした」

皮肉な警句を投げ掛けるのはロバート・ベッカー博士（ニューヨーク州立大学教授）。

彼は、その著書『クロス・カレント』（新森書房　拙訳）で、人類の軽薄な医療期待に釘を指す。

「抗生物質は、人類の病気を撲滅するどころか、病原菌に耐性を与え悪性化させてしまった」

抗ガン剤

続いて、〝夢の医療〟として登場した抗ガン剤療法も最悪の結末を辿った。抗ガン剤とは、猛毒をガン患者に投与して、その〝毒〟でガン細胞を攻撃する――という荒っぽい療法だった。なるほど、その猛毒性でガン腫瘍の一～二割ほどは縮小した。医学界は、これを〝効能〟と錯覚。抗ガン剤として申請し、ガン治療特効薬として売り出したのだ。しかし、一九八五年、米国立ガン研究所（ＮＣＩ）デヴュタ所長は衝撃の議会証言を行っている。

「抗ガン剤による化学療法は無力である。抗ガン剤を投与して一時的にガンが縮小しても、ガン細胞は、その反抗ガン剤遺伝子（ＡＤＧ）を変化させ、たちまち抗ガン剤の毒性に耐性を獲得する。こうして抗ガン剤を無力化してしまう。これは、農薬に対して害虫が耐性を獲得するのとまったく同じである」

さらに同年、アメリカ東部二〇大学・病院による合同研究で、抗ガン剤を投与してガンが縮小しても、五〜八か月で元の大きさにリバウンド（再増殖）することが証明された。一九九〇年には米政府機関ですら、抗ガン剤等によるガン治療の無効性、危険性を認める報告書「ＯＴＡリポート」を公表している。

そもそも抗ガン剤のルーツは、第一次、二次大戦中に夥《おびただ》しい人々を殺戮《さつりく》した毒ガス兵器そのもの。それはマスタードガスと呼ばれ、製造現場では四一倍もの発ガン死を発生させている。肺ガン死は五〇倍……。そのような凄まじい猛烈な発ガン毒物が、戦後、いつの間にか、抗ガン剤という医薬品に化けて、世界の医療現場に潜入したのだ。

薬品名はシクロホスファミド。約四〇〜五〇倍も発ガン死する猛烈な発ガン物質を、ガン患者に投与する。それが抗ガン剤治療の正体だ。まさに戦慄……狂気の治療……という他ない。この毒ガス兵器を、医薬品に転用させたのは、またもやロックフェラー研究所であり、その研究者はなんとノーベル賞の〝栄誉〟に輝いている。

向精神薬　「心の病を薬で治す」。これも、実際は大ペテンだった。化学物質は体の病も治せない。同様に心の病も治せない。ただ、化学物質の〝毒〟で、心の働きを麻痺させることはできる。それを、精神科医は〝治った〟と、患者や家族をごまかしてきたにすぎない。たとえば、世界でもっとも売られているといわれる「精神安定剤」（ジアゼパム）、医師向け「添付文書」にはこう明記されている。

適応症　不安、疲労、うつ状態、激しい感情の動揺、震え、幻覚、骨格筋のけいれん。

副作用　不安、疲労、うつ状態、激しい興奮状態、震え、幻覚、骨格筋のけいれん。

なんと適応症と副作用が同じ。つまり、精神安定剤とは「不安に効く」という名目で使用させ、その副作用で不安にして、さらに依存性を高める働きしかなかった。つまりは、マッチポンプの極致。まさに、悪魔的な詐欺クスリだったのだ。

「抗うつ剤」も同じ。日本でも一九九九年に発売された〝夢のうつ病薬〟ＳＳＲＩは、なんと「自殺を一〇倍増やす」強烈な精神毒物だった（英、精神科医ヒーリー博士。『抗うつ薬の功罪』みすず書房）。

遺伝子治療

「ＤＮＡの発見」は二〇世紀最大の発見と言われる。

だから生物学者や医学者たちは、遺伝子配列（ゲノム）こそ、人間の全ての運命を支配している、と信じたのも無理はない。そこから、人類の病気も遺伝子によって、あらかじめ〝準備〟されているという「宿命論」がはびこる。なら、遺伝子を操作することによって、病気も操作できる。ここから遺伝子診断と遺伝子治療の発想が産まれた。

一九九〇年に世界初の遺伝子治療が実施された。すでに、世界で一万人以上の患者が最新遺伝子治療を受けている。しかし、「そのほとんどにはっきりとした治療効果が出ていない」のだ。

遺伝子治療とは、患者の遺伝子を〝操作〟することに他ならない。

カギを握るのはベクター（遺伝子の運び屋）と呼ばれるもの。ウィルスベクター（無毒化したウィルス）と非ウィルスベクター（人工化合物など）がある。

前者は、ウィルスにより感染症や白血病など重大副作用の死者まで続出させた。後者は、運ぶ能力（遺伝子導入効率）が大幅に劣り、実用化されていない。

そもそも遺伝子とは、身体の設計図にすぎず、そのほとんどは休眠していることも判明。スイッチを入れるのは食生活など生活習慣や精神・肉体刺激、ホルモン刺激などであることも判明してきた。遺伝子研究者は「発ガンも遺伝子による」と信じてきた。しかし、「すべてのガンのうち、遺伝子によるものは、わずか二～三％にすぎない」ことも判明している（リチャード・

ビートー博士ら、英オックスフォード大学、米国議会報告書）。

ハリウッド女優アンジェリーナ・ジョリーが「遺伝子診断で将来〝乳ガンになる〟ことが判ったので予防的に切除手術を行った」と公表。世界中に遺伝子診断の大切さをアピールして、話題となった。しかし、この遺伝子診断そのものが、コッケイであることは、もはや自明である。

ワクチン

感染症を予防する。これを謳い文句に人類に推奨（強制）されている。

しかし、その正体は人口削減のための〝生物兵器〟であった。一九七二年、ジャーナリスト、パトリック・ジョーダンはＷＨＯ（世界保健機構）の極秘文書を暴いている。そこには「ワクチンを偽装した生物兵器を開発する」と銘記されていたのだ。その目的は人類の人口削減である。イルミナティの母体である巨大秘密結社フリーメイソンは、米ジョージア州にある石碑〝ジョージア・ガイドストーン〟で「人類の理想人口は五億人」と銘記している。ロックフェラー財閥が一九二一年に設立したＣＦＲ（外交問題評議会）は一九四八年に国際連合（ＵＮ）を設立している。つまり、国連は同財閥の〝所有物〟なのだ。

その国連は一九九二年、ブラジル環境サミットで採択された〝アジェンダ21〟で、行動目標として人口削減を掲げている。その目標値は七〇億人の人口を、まず一〇億人に減らすことである。その人口大量処分の道具として使用されるのがワクチンという名の〝生物兵器〟なのだ。その証拠にワクチンが病気を予防したという証拠は存在しない。ワクチンが病気を蔓延させた、という証拠は山のようにある。ワクチンこそ、まさに大量破壊兵器なのである（参照、拙著『ワクチンの罠』イーストプレス）。

輸血・点滴

メンデルソン医師は、輸血を、死神を祭る現代医学の死の教会の四つの〝聖水〟（毒水）の一つにあげている。輸血の利権は、またもやロックフェラー財閥によって築かれた。その理論はまったく虚構であった。輸血利権は一種の戦争ビジネスから巨大化し、その利権は世界各国の王族に割り振られた。〝かれら〟医療マフィアは、吸血ビジネスを各王室に与えることで、その支配下に置いたのだ。一方、一八九七年、フランスの生理学者ルネ・カントン（前出）は犬の血液を薄めた海水と入れ替えることで生存させることに成功（「カントンの犬」実験）。これは血液を喪失しても水分とミネラル補給で存命できることを立証した。なぜなら体細胞が血球細胞に戻るからだ（千島・森下学説）。

いっぽう、輸血は免疫異常（GVHD）、肺障害、溶血反応、アレルギー、各種感染症などで犠牲者を多発させている。まさに、輸血も国際医療マフィアによる〝洗脳〟で普及させられたペテン医療だった。ちなみに点滴も同じ。これも臨床現場では薬漬け医療の〝運び屋〟として大活躍している。最後は、高速点滴という名の〝殺人装置〟として夥しい患者の命を奪っている（参照、拙著『血液の闇』三五館 共著)。

国際医療マフィアの催眠術

人類という〝家畜〟支配

——以上のように、人類にとって〝夢の医療〟は、次々に現れては、そのインチキな正体がばれる……という悲喜劇を繰り返している。

ここで、忘れてはならないのは近代から現代にかけての世界の医療利権を完全掌握してきたのはロックフェラー、ロスチャイルド両財閥であった、という厳然たる事実である。〝かれら〟は、近代世界を支配してきた国際的秘密結社イルミナティの中核を牛耳っている。つまり、抗生物質、抗ガン剤、向精神薬、遺伝子治療……などの利権も〝かれら〟が握ってきた。そして、医学界やマスコミにより、これらを〝夢の治療〟と煽ってきたのも、また〝かれら〟なのである。その正体を一言でいえば、国際医療マフィアという言葉がもっとも適切である。

〝かれら〟は、どうして次から次に、〝夢の治療〟幻想を打ち出すのか?

それは近代から現代にかけて医療そのものがペテンだったからだ。

そのインチキな詐術を継続するためには、人類という〝家畜〟に、次から次に、催眠術をかけ続ける必要があった。

人口削減という〝屠殺処分〟

その中枢の薬物療法自体が、ペテンと詐術の極致だ。

近代医学は人体に備わった自然治癒力を完全黙殺している。生命の根本原理である「ホメオスタシス」（生体恒常性維持機能）ですら、無視している。つまり、西洋医学は生命の根本原理を無視して成り立っている（参照、拙著『クスリは飲んではいけない!?』徳間書店）。

生命原理とかけ離れた医療に、人間の病気を治すことなど、到底できない。ただ、病気を慢性化させ、悪化させ、死なせるだけだ。

だから米国のメンデルソン医師（前出）は「地上から九割医療が消えれば、人類は健康になれる」と断じたのだ。

〝かれら〟の恐怖は、これら現代医学の〝真実〟が、人類にばれることだ。

地球という人間牧場で飼われている家畜の人類たちが、この〝真実〟に目覚める。すると従順であるべき家畜が目覚めてしまう。

現代医療の真の目的は、人口削減という名の〝屠殺処分〟である。

家畜達が、現代医療の正体に目覚める。ということは、自らが――医療という〝屠殺行為〟で殺される――という、恐怖の事実に気付くことに他ならない。

だから、大衆を目覚めさせてはならない。

そのためには、次から次に、〝夢の医療〟幻想をくりだして、大衆〝洗脳〟を継続する必要がある。こうして、現代医療信仰の〝信者〟たちを引き止めておかねばならない。

ノーベル賞も〝洗脳〟装置

ここで、ようやく〝かれら〟がｉＰＳ細胞をつかった再生医療幻想をふりまいている、理由が判明する。人類という家畜に――〝夢の医療〟が可能になる――という幻想を植え付け、熱狂させ、支持させ、盲信させる。これが、〝かれら〟の狙いなのだ。

抗ガン剤幻想も破綻した。遺伝子治療の嘘も露見した。向精神薬は自殺促進剤だった。〝夢の医療〟の虚妄が次々と露見していく。

このままでは〝家畜〟たちが目覚めてしまう。つぎなる〝洗脳〟道具が必要だ。そこで、次なる催眠装置として登場したのが再生医療幻想なのだ。

山中教授のノーベル賞受賞は、まさにその布石である。

同教授は、その広告塔としての役割を与えられたのだ。ちなみに、ノーベル賞も国際秘密結社イルミナティの人類〝洗脳〟装置であることを、忘れてはならない。

たとえば日本人では元総理大臣の佐藤栄作までノーベル平和賞を受賞している。沖縄密約と偽《にせ》の非核三原則で日本人を、世界を欺いた張本人がノーベル平和賞！　めまいのする悪夢の冗談としか思えない。ちなみに、イルミナティの忠実な下僕キッシンジャー元米国務長官やオバマ大統領まで、平和賞を受賞。こうなると悪い冗談どころではない。

日本はノーベル賞受賞というとマスコミを挙げて鐘や太鼓で大騒ぎ。おめでたいを通り越した知性（痴性）というしかない。

千島・森下学説の衝撃力

食は血となり肉となる

さて――。

冒頭のｉＰＳ細胞の正体に戻ろう。

ｉＰＳ細胞とは、すでに（皮膚などに）分化した自分自身の体細胞を、遺伝子レベルでリセットして、万能細胞に戻し、再生医療に使おう、というものだ。

私は、ｉＰＳ細胞騒動に対して、最初から冷ややかに見ていた。

それほど大騒ぎするほどのことか？

なぜなら――食は血となり肉となる――真実を知っていたからだ。

それは、すでに半世紀以上も昔に確立した千島・森下学説で、決定的に明らかである。

それは、主に三本の柱で成る。

（一）**「腸管造血説」** 食べた物は、腸で血となり、全身を巡って肉となる。これが「腸管造血説」だ。これは私淑する森下敬一博士が実証し、提唱し続けている（千島・森下学説）。

ところが、現代医学は、いまだに誤った「骨髄造血説」を信奉している。血液（血球）はどこでできるのか？

これは、生命理論のイロハである。

なのに、現代医学の最高権威といわれる人々が、誤った「骨髄造血説」をいまだ盲信しているのだ。現代医学理論の根本が間違っている。

出発点が間違いなのだ。なら、どこまで行っても現代医学は、間違い続ける。それも理の当然だ。

（二）「細胞可逆説」

千島・森下学説の二番目の理論が「細胞可逆説」だ。

わかりやすく言えば——肉は血となり食となる——。

つまり、体細胞は血球細胞に戻り栄養源となる。「カントンの犬」実験は、この真実を立証している。だから、輸血の必要性は、完全に否定されるのだ。

山で遭難した人が、長い期間を経て奇跡的に救助されると、やせ細って降りて来る。飢餓状態で肉や脂肪などの体細胞は血球細胞に戻り、さらに、生命を養う栄養源となって消費されたのだ。

しかし、現代医学の権威たちは、こんな簡単な真理すら理解できない。その理由は噴飯ものだ。「そんなことは、大学で習っていない」「教科書に載っていない」

大学の偉いセンセイたちは、間違いなく現代〝死神教〟を盲信し、教導する狂った司祭たちである。

千島・森下学説は、とっくにこの「細胞可逆」の真実を立証し、公表している。それは、すでに半世紀以上も過去にさかのぼる。この真理を、世界の医学界も黙殺、隠蔽して今日に至る。

そして、「血は骨で出来る」「体細胞は血球に戻らない」と喚き続けている。

（三）「細胞新生説」

従来の生物・医学理論は「細胞は細胞からしか生まれない」という理論に立っていた。これに対して、千島・森下学説は「細胞は新生する」と主張する。この理論を千島博士が発表した時、既成医学界は「精神鑑定を要する」とまで嘲弄した。

しかし、一九七〇年代には「細胞寄生説」が真実として認定されている。これは、それまで人体細胞の一部であると思われてきたミトコンドリアなどが、過去には別の微生物であり、それが人体の細胞内に侵入して寄生し共存して生き続けて来た、という驚愕事実である。これは、ダーウィンの進化論すら覆す現象というしかない。さらに、近年、不死の微小生命体が発見されている。それはソマチッドと命名され、試験管内では一六段階に生態変化することも観察されている。森下敬一博士は、宇宙の生命エネルギーが経絡《けいらく》に吸収されると、このソマチッドが次第に成育・増殖し、それが集合して淋巴《リンパ》球となり次いで赤血球を構成し、赤血球が体細胞に変化する……という「経絡造血説」を提唱している。まさに、細胞新生……。だから不食、不飲で生きている人々が、現実に数多く存在することも、まったく不思議ではない（後述）。

幹細胞の発見は、五〇年以上も昔だ

血球細胞が体細胞に変化する

森下博士は、半世紀も前に師にあたる千島博士の「腸管造血」「細胞可逆」「細胞新生」を部分的には協同して立証し、論文発表をしている。しかし、医学界は、異端学説と切って捨て、完全黙殺して、今日に至る。しかし、既成医学界は、この学説を認めると、既得権益が大崩壊してしまう。早く言えばロックフェラー財閥などが構築した医療利権が瓦解する。だから、千島・森下学説は徹底弾圧され、完全に闇に封印されたのだ。

血球が体細胞に変化

だから、おそらく山中教授も千島・森下学説の存在すら知らない。医学界も、マスコミも知らない。そうして、五〇年以上も昔に森下博士らが発見した幹細胞を、今ごろ「発見した！」と有頂天になっている。滑稽かつ醜悪である。

千島・森下学説の原理は、――食は血なり肉となる――。古来から言われている真理だ。具体的には食べた食物は、「腸管」で造血され赤血球となる。

さらに赤血球は、白血球や血小板など、他の血球細胞にも変化する。

「赤血球が他の血球に変化するのは、今や、医学界でも常識」（安保徹博士　元新潟大学教授）

まさに「食は血となる」のだ。

では「血は肉になる」とは、どういうことだろう？

それは「血球細胞が体細胞に分化（変化・発展）する」ことに他ならない。

このとき、血球細胞は、まず幹細胞（万能細胞）に変化し、それから体細胞に変わる。他方、飢餓状態などでは、体細胞は万能細胞に戻り、さらに血球細胞に変化する。

つまり、次のようなプロセスを辿る。

食物　⇅　血球細胞　⇅　幹細胞　⇅　体細胞

ここで、幹細胞（万能細胞）は、一種類ではないことは、容易に想像が付く。

食物は「腸」でまず赤血球など多能性分化細胞に変化し、さらに、それらは多種多様な万能細胞へと変化していく。それが、また筋肉、骨、神経など多様な体細胞に分化していくのだ。そして、空腹、飢餓のときなどは、逆にこれら体細胞が、多様な万能細胞に戻り、それが多様な血球細胞に戻って、さらに栄養源に変化して、エネルギー源などに消費される。このように、生命は融通無碍《ゆうずうむげ》に千変万化する。まさに大自然の変化、大宇宙の妙理……。

人体は万能細胞だらけ

まず、幹細胞（万能細胞）の存在は、すでに千島、森下両教授らによって〝発見〟されていた。この事実の理解から、すべては始まる。また、幹細胞も多種多様、存在する。

この分野で「ＥＳ細胞を発見した」「ｉＰＳ細胞を作成」「ＳＴＡＰ細胞はある」などの議論が、そのたびにマスメディアを騒がせる。

おそらく人体の万能細胞をいちいち細かく分類していったら数十どころか数百種類もあるのではないか。千変万化が生命の摂理なのだから、当然だろう。

古来からの戒めの教訓だ。しかし、これら万能細胞議論を見ていると次の言葉が浮かんでくる。

「木を見て、森を見ず」

「葉を見て森を見ず」

西洋科学は、まさに分析科学である。枝葉末節にこだわるあまりに、全体像を見失う。

体細胞は万能細胞に戻る

（表7）は、「体性幹細胞」「ＥＳ細胞」「クローンＥＳ細胞」「ｉＰＳ細胞」の違いを比較したものだ。

ここで「体性幹細胞」に「全能なし」としている。これは間違いだろう。つまり、体細胞は万能細胞に戻らない、と断定している。しかし、人体が傷を負ったときの治癒をイメージして欲し

■やってはいけない不自然な再生医療

iPS細胞とES細胞の違い

	材料	全能性	拒絶反応	倫理問題
体性幹細胞	体細胞	なし	**起きない**	**少ない**
ES細胞	受精卵	**あり**	起こる	多い
クローンES細胞	未受精卵＋体細胞	**あり**	**起きない**	多い
iPS細胞	体細胞＋遺伝子	**あり**	**起きない**	**少ない**

表7

出典『iPS細胞』田中幹人編著　日本実業出版社

い。傷口の体細胞は、いったん万能細胞に戻り、それから、皮膚、筋肉、神経、骨、血管などに戻っていき、傷は見事に治癒するのだ（参照、拙訳『クロス・カレント』前出）。

ところが再生医療の研究者は、「体細胞は万能細胞にならない」を定説として盲信している。これは、万能細胞研究者の致命的な欠点といえる。

「ES細胞」は受精卵を原材料としている。だから、万能性があるのは当然だ。ただし、それを第三者の再生医療に用いれば、免疫拒絶反応などが起きるのも、また当たり前。さらに、受精卵を人為的に操作するとクローンに変化する恐れもある。それは、医学倫理的タブーを犯す恐れがある。「クローンES細胞」は「未受精卵の不思議な力を使って体細胞を初期化する」からだ（**図8**）。

ＥＳ細胞には倫理問題

研究者たちは、以下の問題につきあたった。

「ＥＳ細胞を作るには、『胚盤胞の内部細胞塊から細胞を取り出す』必要がある。つまり、将来は一人の人間に成長する可能性のある受精卵を破壊することになるのだ」（『ｉＰＳ細胞』田中幹人編著　日本実業出版社）

これは、妊娠中絶に匹敵する議論を欧米で巻き起こした。まさに、倫理的、宗教的な問題を投げ掛けたのだ。二〇〇一年、政権を取った共和党のブッシュ大統領はこう演説した。

「胚はヒトである。これをみだりに操作することは許されない」

そこで、患者の細胞にあるＤＮＡをもとに多能性幹細胞を作り出そうとした試みが「ヒトクローンＥＳ細胞」である。ところが、これも未受精卵を用いるため「本来生まれるはずの命を奪い、代わ

■ＤＮＡを人工的に初期化する

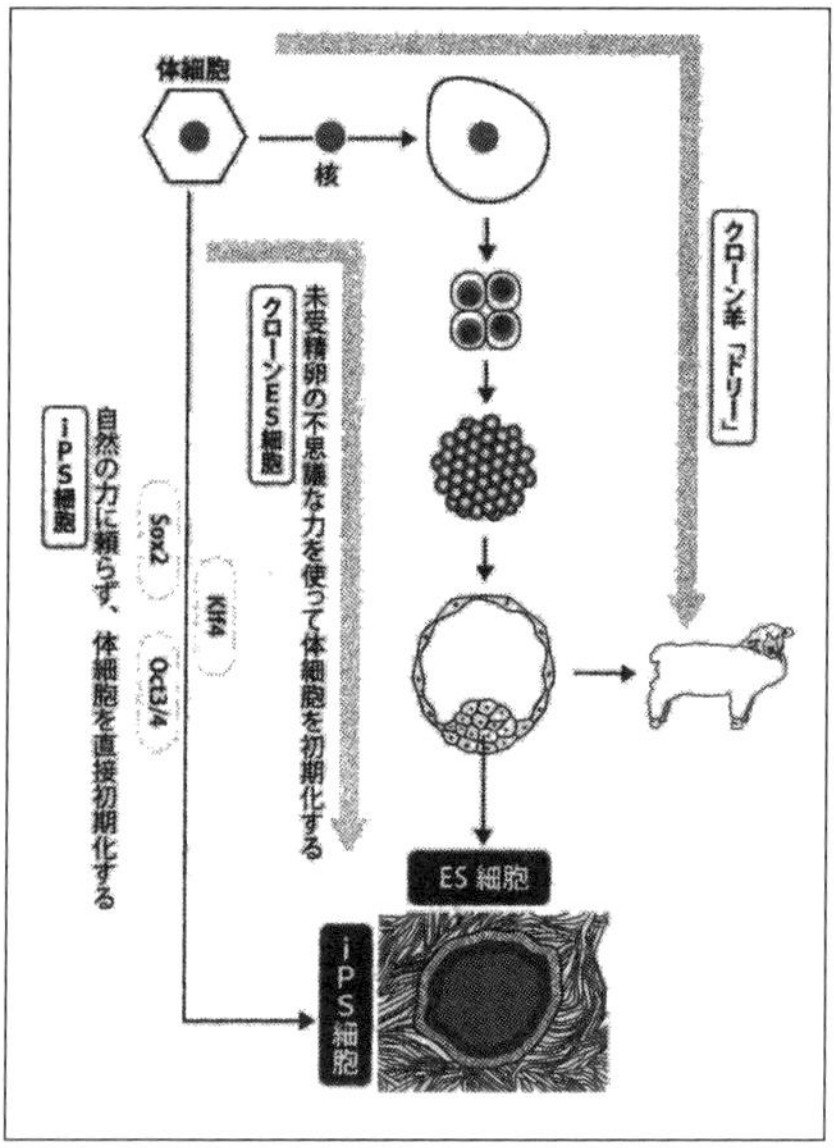

図８

出典『ｉＰＳ細胞』田中幹人編著　日本実業出版社

りに患者の細胞を作らせる」という倫理的な議論がつきまとう。

そこで、これら倫理的問題をクリアするために考案されたのがｉＰＳ細胞なのである。それは、「普通の体細胞に、特殊な操作を加えて、多能性（万能性）をもたせる」という山中教授のチャレンジだった。

四因子導入でｉＰＳ細胞

それは、ヒトの体細胞に万能性をもたせるきっかけとなる因子を探す旅でもあった。

そうして、七年の試行錯誤を重ねて、体細胞を万能化させる四つの因子をつき止めた。

「四因子を導入した細胞を免疫不全マウスの皮膚に移植したところ、神経や筋肉、あるいは消化管に似た構造など、三胚葉系の特徴をもつ奇形腫（テラノーマ）を形成した。このことは、細胞が多能性を持っていることの証明である」（『ｉＰＳ細胞』前出）

山中教授は、完成した人工ＥＳ細胞に、人工多能性幹細胞（ｉＰＳ細胞）と名付けた。二〇〇六年、カナダの学会でｉＰＳ細胞成功は発表された。会場は異様な熱気と興奮に包まれた。

しかし……ｉＰＳ細胞の行く手には、思わぬ障害が横たわっていた。

iPS細胞、最大危機は発ガン性

二〇～四〇%に発ガンした

「iPS細胞を作り出した第二世代iPS細胞作成の方法には、問題があった。沖田がiPS細胞を使って作ったキメラマウスのうち半分は正常だったが、二〇～四〇%くらいのマウスには甲状腺などに腫瘍（ガン）ができてしまったのだ」（同）

iPS細胞の作成過程でガン化……！

このガン細胞の出現は、冒頭で丹羽医師が指摘した細胞増殖抑制ブレーキの酵素破壊とは、異なる原因によるものだった。

「細胞に因子を導入する際には、（運び屋として）レトロウィルスを用いる。このレトロウィルスは、外部から導入した遺伝子が安定に組み込まれた場合には、消えてしまうはずだった。しかし、調べてみたところ、予想していた危惧が当たっていたことがわかった。そう、ガンの発生したマウスにおいては、四因子（遺伝子）のひとつであるc-Mycが、レトロウィルスによる導入により、再活性化されてしまっていたのだ」（同）

なんと、このc-Mycとは、強い発ガン性遺伝子であった……。

「実験の際にあやまって感染すれば、研究する者の命が奪われることになる」というほど、その発ガン性は強烈。そんな、危ない因子を用いて、iPS細胞は生まれたのだ。

三つのガン化の危険

しかし、この問題はなんとかクリアされた。

研究員の一人が発ガン遺伝子c-Mycを用いない三因子のみで、iPS細胞を発生させる方法を発見した。それは「効率は下がるのだが、確かに成人の（体細胞）繊維芽細胞からもiPS細胞が作れることが判明した」（同）。

この立て続けの成功ニュースは世界に衝撃を与えた。それがノーベル賞を引き寄せたのかもしれない。

しかし、安全性の問題はさらに残る。

まず、ウィルス感染症だ。体細胞を万能細胞化するために、遺伝子操作する際に、因子遺伝子の「運び屋」ウィルスが病原性を発揮する恐れである。つまり、ウィルス遺伝子が細胞の中に入り込んで、自己増殖する。これがウィルス感染症だ。ウィルスを遺伝子の「運び屋」として利用する限り、そのリスクは避けられない。

さらに、やっかいなのが発ガン性だ。

ガン化の危険（一）　ウィルスを利用して遺伝子を体細胞に組み込むとき「どこに入るかわからない」という欠点がある。これは遺伝子組み替えの宿命ともいえる。遺伝子配列を本に例えるなら、狙った位置ではなく、別のページに因子遺伝子が張り付けられる場合も起こりうる。すると「問題を引き起こすかもしれない。こういった仕組みによって、ガンを抑制している遺伝子が読み取れなくなり、間接的にガンを引き起こすケースも確認されているのだ」（同）。

ガン化の危険（二） iPS細胞を用いたマウスの二〇～四〇％がガン化した。

その原因として、一つは因子導入した発ガン遺伝子c‐Mycによる。二つ目は、前項のように、予想外の箇所に、因子挿入が起こり、ガン抑制遺伝子をつぶしてしまった可能性である。

しかし、決定的な恐怖が残されている。**ガン化リスク（三）** だ。それは、なぜか隠されたままだ。

最悪！ 〝ガン増殖ブレーキ〟破壊

第三の発ガン因子は闇に

解説書『iPS細胞』（前出）は、（一）（二）以外のガン化の危険性には触れていない。ところが最悪発ガンリスク（三）が密かに隠されていたのだ。

それこそ、丹羽医師（前出）が指摘した第三の危険因子である。細胞増殖の抑制酵素「RB」「P53」の存在だ。不可解なことにiPS細胞研究チームは、この問題にまったく触れていない。医学界も沈黙し、メディアも黙殺する。二つの増殖ブレーキ破壊について、かれらは一言も触れようとはしない。

ということは、二つの〝ブレーキ〟破壊に触れることは、iPS最大タブーの可能性すらある。

つまり「RB」「P53」破壊はiPS細胞の致命的欠陥ではないか？

丹羽医師は、iPS細胞の再生医療は「細胞ガン化の恐れがある」断言している。

では、iPS細胞でどうしてガン化するのか？

その根拠と機序を解説していこう。

そこには「細胞周期」（Cell-cycle：セルサイクル）が絡んでいる（図9）。

人体は約六〇兆の細胞で構成されている。これら体細胞も無限に生き続けるわけではない。体細胞にも寿命がある。ある程度まで増殖すると、増殖が止まって、「終始期」という終末サイクルに入る。細胞は命を終えて、次世代に引き継がれるのだ。

それまで増殖してきた細胞がサイクルの「終始期」に入るとき二つのブレーキが働く。それが「RB」「P53」という二種のたんぱく酵素だ。これら酵素が作用すると、細胞増殖にストップがかかる。まさに細胞増殖のブレーキ役だ（図9）。

RB、P53破壊で細胞ガン化

このブレーキが壊れる。すると細胞増殖は暴走する。この事態は、生命をコントロールする「セルサイクル」系の崩壊を意味する。

■ブレーキＲＢ、Ｐ53破壊でガン暴走

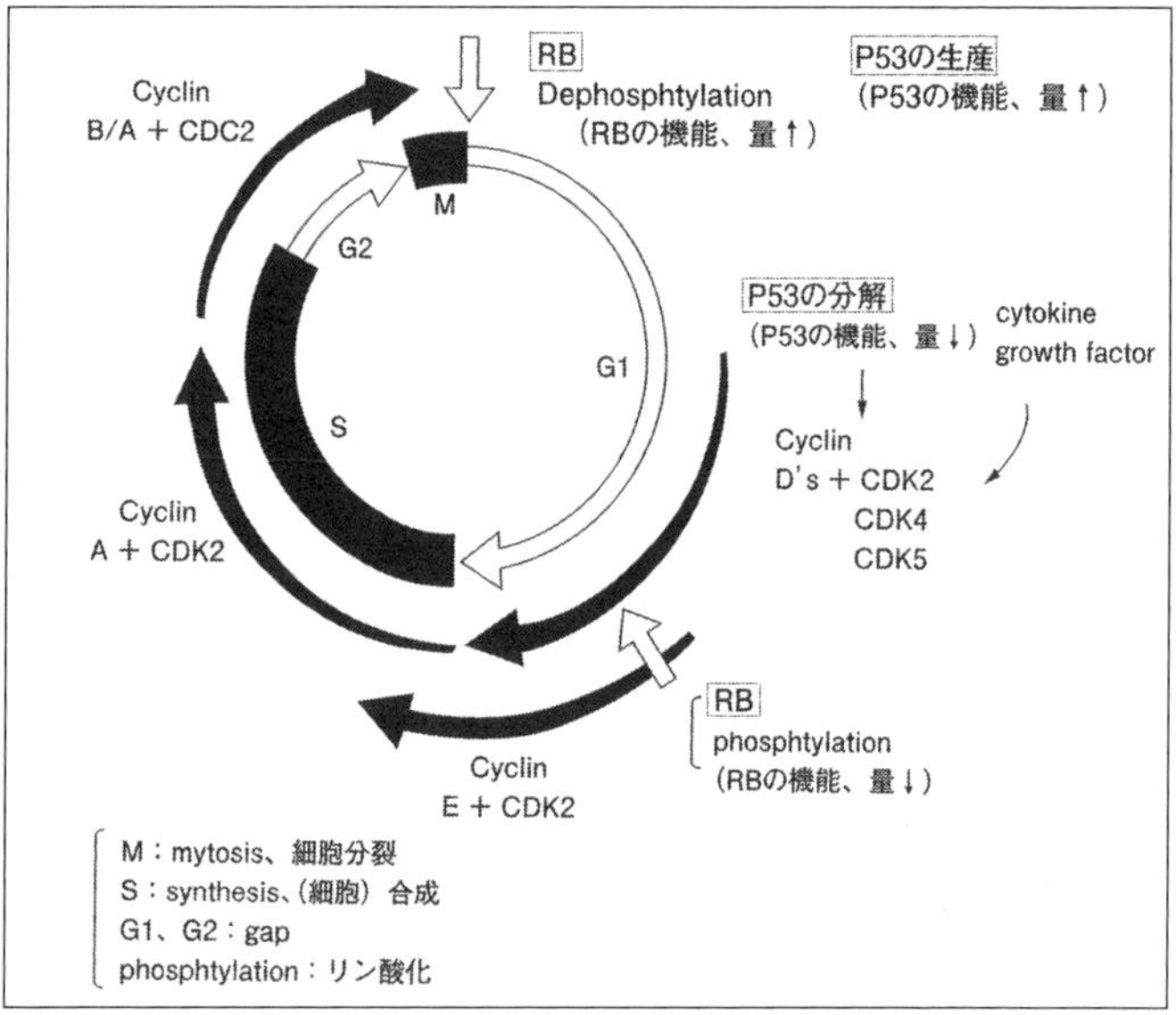

図９

（出典『延命効果世界一の【丹羽がん療法】』徳間書店）

「再生医療のｉＰＳ細胞では、ある細胞をどんどん増殖させようとします。つまり（ｉＰＳ細胞は）、一番基本的な『細胞周期』である『終始期』に入っては、いけないのです」（丹羽医師）

つまり、ｉＰＳ再生医療では、大量のｉＰＳ細胞組織を必要とする。しかし、生命には「細胞周期」が備わっている。そのために二つの増殖抑制酵素（ブレーキ）が存在する。したがってｉＰＳ細胞を作るときには、「ＲＢ」「Ｐ53」酵素が邪魔になる。そこで、ｉＰＳ細胞を作成する時には、両酵素の働きを「叩いて完全にストップさせている」と丹羽医師は

指摘する。

なぜなら、iPS細胞を再生医療に用いるためには、細胞増殖させる必要がある。少なくとも組織レベルにまで成長させなければならない。それにはセルサイクル「終始期」に入ったとき「RB」「P53」両ブレーキ酵素が邪魔になる。そこでブレーキを破壊する。これがiPS細胞開発の基本テクニックなのだ。

丹羽医師は、重大疑惑を投げかける。

「このことにiPS細胞の研究者たちは、一言も触れておりません。この異常な増殖を抑えるRB、P53を叩くと、ガン化になりかけていた細胞が、どんどん大きくなってガン化します」

iPSも増殖。ガンも増殖

つまり、ブレーキが壊れて喜ぶのはiPS細胞だけではなかった。ガン細胞も同様に大喜びで増殖を始める。iPSも増殖。ガンも増殖。これが、夢の医療の正体なのだ。

私は、丹羽医師の告発を『森下自然医学』(二〇一二年一一月)で取り上げている。

タイトルは「発ガン危険！　iPS細胞の落とし穴」。

つまり、私がこの問題を告発して、すでに二年がすぎた。なのに、iPS研究チームもメディアも、RB、P53、二ブレーキ破壊には一切触れない。iPS問題の最大ウィークポイントだからタブーなのではないか。当時から、私は疑問を投げ付けている。

「……ガン化を抑制するブレーキを壊せば、ガン細胞が暴走を始める。それは、子どもでもわかる。しかし、その事実に学界もメディアも触れようとはしない。私ですらＲＢ、Ｐ５３なる増殖抑制酵素の存在を、丹羽医師の著書で初めて知ったくらいだ。森口某の喜劇的スキャンダルより、こちらのほうが、はるかに報道価値はある。しかし、かれらは〝二つのブレーキ〟の存在を黙殺したままである」（同誌）

かれらの沈黙は、実に不可解、不自然である。

二〇年前には多数の論文

丹羽医師も、率直な疑問を投げ掛ける。

「ＲＢ、Ｐ５３の体内での存在の必要性については、二〇年前、やかましいくらい、その道で強調されていたわけです。もし、再生医療、ｉＰＳ細胞が万能ならば、この二〇年前の研究の花形だったＲＢ、Ｐ５３の存在は、いったいどうなったのでしょうか？」

当時は、内外を含めて何十、何百という論文がこれら二つの両酵素について発表されたという。

「いったい、それらは皆、反故《ほご》になってしまったのでしょうか？」（丹羽医師）

だから、京都大学医学部教授の山中氏らｉＰＳ研究チームの面々が、ＲＢ、Ｐ５３の存在を知らない、ということはありえない。なら、知っていてどうしてこの疑問に触れようとしないのか？

不可解なのは、優れた解説書と判断して入手した『iPS細胞』(前出)にも、RB、P53に関する記述は一切ない。故意に黙殺したとしか考えられない。

「公開質問」に回答拒否

実は、丹羽医師は決定的な追及を行っている。

二〇一二年初め、この件について「再生医療」研究グループに「公開質問状」を送付したのだ。内容は「iPS細胞を作成するさい、P53の転写能力が不活性化されていない(P53の細胞増殖抑制作用が維持されている)ミトコンドリアなどで、実際、どうやって、P53やRBたんぱくを抑える操作をしてiPS細胞を増やしておられるのか?」

P53やRBたんぱくを抑制しないかぎり「iPS細胞が増えるはずはない」からだ。その矛盾点を質問状は、問い質している。

さて——。

研究グループから「回答書」が丹羽医師に届いた。

彼はiPS細胞作成の決定的謎が解明されると、胸おどらせて文面を読んで、落胆した。

「内容は一般論のみで、じっさいにiPS細胞増殖抑制をどうやっておられるかについて、明確な回答は一つもなかった」(丹羽医師)

つまりは、事実上の回答拒否……。今や、ノーベル賞で国際的に注目されている日本のiPS

細胞研究チームは、市井のたった一人の医者の質問にすら答えられなかったのだ。

将来は再生医療でガン多発？

丹羽医師は嘆き、憤慨する。

「いわんや、P53やRBを抑えることによるガンの危険性をどうやって防ごうとしておられるのかについても、回答はありませんでした」

ここで勝負あった！

山中チームは、間違いなくiPS増殖の邪魔になる〝二つのブレーキ〟を破壊しているはずだ。それは間違いなくiPS細胞増殖を促し、再生医療を加速させるだろう。しかし、他方でガン細胞増殖をまた加速することも論を俟《ま》たない。

丹羽医師が、公開質問した「ブレーキ破壊によるガン化防止策」についても回答拒否。ということは、同チームはiPS細胞による再生医療で「ガン化やむなし」という立場なのだろう。

いっぽう、丹羽医師はiPS医療告発を次のような一文で結んでいる。

「近い将来、再生医療が一般の病気に応用されだした暁に、また、その何十年か先には、おそらくガン患者が多発するのではないでしょうか……」

丹羽医師のこの懸念《けねん》と危惧《きぐ》を、研究チームは一体どう聞くのだろう。

第6章　iPSは安全か？　STAPはあるか？

発ガン性！　実用化ハードルは高い

専門医の意見も否定的

iPS細胞について、酒向《さこう》猛医師（医学博士）が持論を展開している（『森下自然医学』二〇一三年一月）。

まずは、iPS細胞の前段階で注目されたES細胞について。彼は、その限界を指摘する。

「ES細胞は受精卵から細胞を取り出す必要があるため採取が簡単ではない。さらに、ES細胞を採取した人以外に使用すると、抗原抗体反応が起こって臓器移植の拒否反応と同様な現象が起こる可能性が高く、再生医療への応用は無理と考えられていた」

そこに登場したのがiPS細胞――。

二〇〇六年、京都大学の山中教授がマウスの繊維芽細胞株から作成に成功した。山中教授らのグループはマウス由来の繊維芽細胞にレトロウィルスを用いて、四種類の遺伝子を導入し、ES細胞のようにあらゆる種類の細胞に分化する能力を持たせることに成功している。

二〇〇七年には、山中グループはヒト由来の細胞から、マウスと同様の方法でiPS細胞を作り出すことに成功。その直後に、やはり米国のJ・ディリーらがヒトの手の皮膚細胞から直接iPS細胞を作り出すことに成功している。

「J・ディリーらは、直接採取した人の細胞からiPS細胞を作り出しているので、それだけ臨床への応用に近付いたといえる」（酒向医師）

ただし、酒向医師はiPS細胞を手放しで評価しているわけではない。彼が懸念するのも、その発ガン性だ。

三つの発ガン性の難題

「iPS細胞作成時に導入するc-Mycは有名なガン遺伝子である」と指摘。さらに「遺伝子導入のさいに使用するレトロウィルスは遺伝子を導入する部位が不安定であり、細胞内に潜んでいるガン原遺伝子を活性化する恐れがある」（酒向医師）。

これまで述べたiPS細胞、二つの発ガンリスクだ。

「人体に使用した後に発ガンする可能性も指摘されている」「動物実験でも、明らかに高い発ガン性率が報告されている」「最近、c-Mycやレトロウィルスを使用しないiPS細胞作成に成

功したと報告されているが、ｉＰＳ細胞の臨床応用には、なお高い壁が立ちはだかっている」（同）

酒向医師にも盲点だったのが、第三の発ガンリスクだ。丹羽医師が指摘した増殖抑制酵素ＲＢ、Ｐ５３の〝ブレーキ破壊〟である。

五〇年前、森下博士はすでに発見！

森下塾、再生医療を語り合う

森下敬一先生（写真10）を囲む座談会。そこでｉＰＳ、ＳＴＡＰ細胞が議論された。参加者とＱ＆Ａ形式で森下先生は持論を展開。いわば門下生と師匠の対話が興味深い（『森下自然医学』二〇一三年一月号、三月号）。

五〇年以上も前に、森下先生はｉＰＳ細胞などの万能細胞を〝発見〟している。それから半世紀もたって世間のフィバーぶり。私淑する門下生たちは、釈然としない。割り切れない。

――Ｙ　山中教授の受賞理由は「再生医療の実用化に扉を開いた」ということのみ。現時点で実用化のめどは何も立っていないので、時期尚早では？　これまでノーベル医学生理学賞は、研究発表から最低でも一〇年は要しています。今回は異例の六年。山中教授も「こんなに早く受賞できるとは思っていなかった」と。

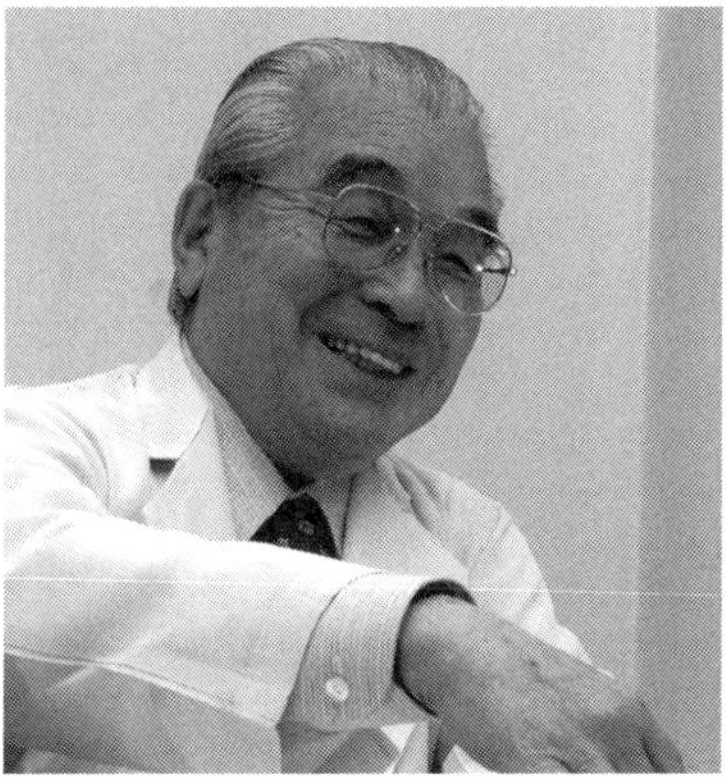
写真10　森下敬一氏

森下　選考委員会は、もう一つ理由を上げています。それは「従来の西洋医学では『細胞は細胞からしか生まれず――しかも細胞は変わらない』と定義されていたが、iPS細胞は『細胞が易変性を持っている』という新しい概念を確立した」というものです。しかし、その点について、私共が五〇年も前から唱えてきた経緯があります。

――○　森下先生は『血球の起源』で「赤血球があらゆる体細胞に変化する」と五〇年も前から指摘され、理論的裏付けをもされています。赤血球があらゆる細胞に変わり行く万能性を写真や動画で実証されてきました。

これに対して、iPS細胞は一言でいうと細胞分化の時計を逆回りにさせて、分裂前の初期細胞に戻す――。人間の体のあらゆるところが簡単に採取できる皮膚細胞をあらかじめ取り出し、それにレトロウィルス・ベクターと呼ばれる「遺伝子の運び屋」に初期化因子の四種類の遺伝子を組み込み、それを皮膚細胞に注入することにより初期化が可能になる、というものです。〇四年にもロックフェラー大学のH・ヒューズ研究所が「毛穴の組織の中に、さまざまな臓器や組織に成長させる能力を持った幹細胞が存在する」という発見が話題になりました。

しかし、私は森下先生らの万能細胞理論がすでに存在しているので、マスコミの過剰反応には納得がいきませんでした。

――Y　人工的に作り出したｉＰＳ細胞を心筋細胞、神経細胞さらには他の体細胞などへと目的の細胞に作り替えるさい、さまざまな化学物質が入れられるそうです。そんな不自然なものが幹細胞として臓器に発展したからといって、それはノーマルな細胞にはならないはず。この点に、メディアは一言も触れていません。

森下　その通りです。大きな問題点があるはずです。私どもは、すでに、赤血球こそが生理学的に全ての体細胞に変わっていく「万能性幹細胞」ととらえ、実際に腸の絨毛組織で作られた赤血球がリンパ球に変化する様子も証明しています。

森下先生は、座談会に先立ち、麻布大学でｉＰＳ細胞に関する講演会を行っている。そこでは、次のように指摘している。

――iPS細胞もまた赤血球万能的・細胞分化能理論の一部にすぎない――

講演の内容は次のとおり。

森下　我々の身体の構造は「食→血→身体」の三つの世界が三層構造になっている。**（図11）**は、腸の中の緑の世界を中心として、その外側の血（赤）の世界を、さらに、その外側の体細胞の世界が覆っている。つまり、腸絨毛に取り入れられた穀物や緑葉が赤血球に代わり、やがて体細胞に変化していくわけです。

つまり「食は血なり肉となる」。千島・森下学説の根幹といえる。

■食は血となり肉となる生命の根本原理

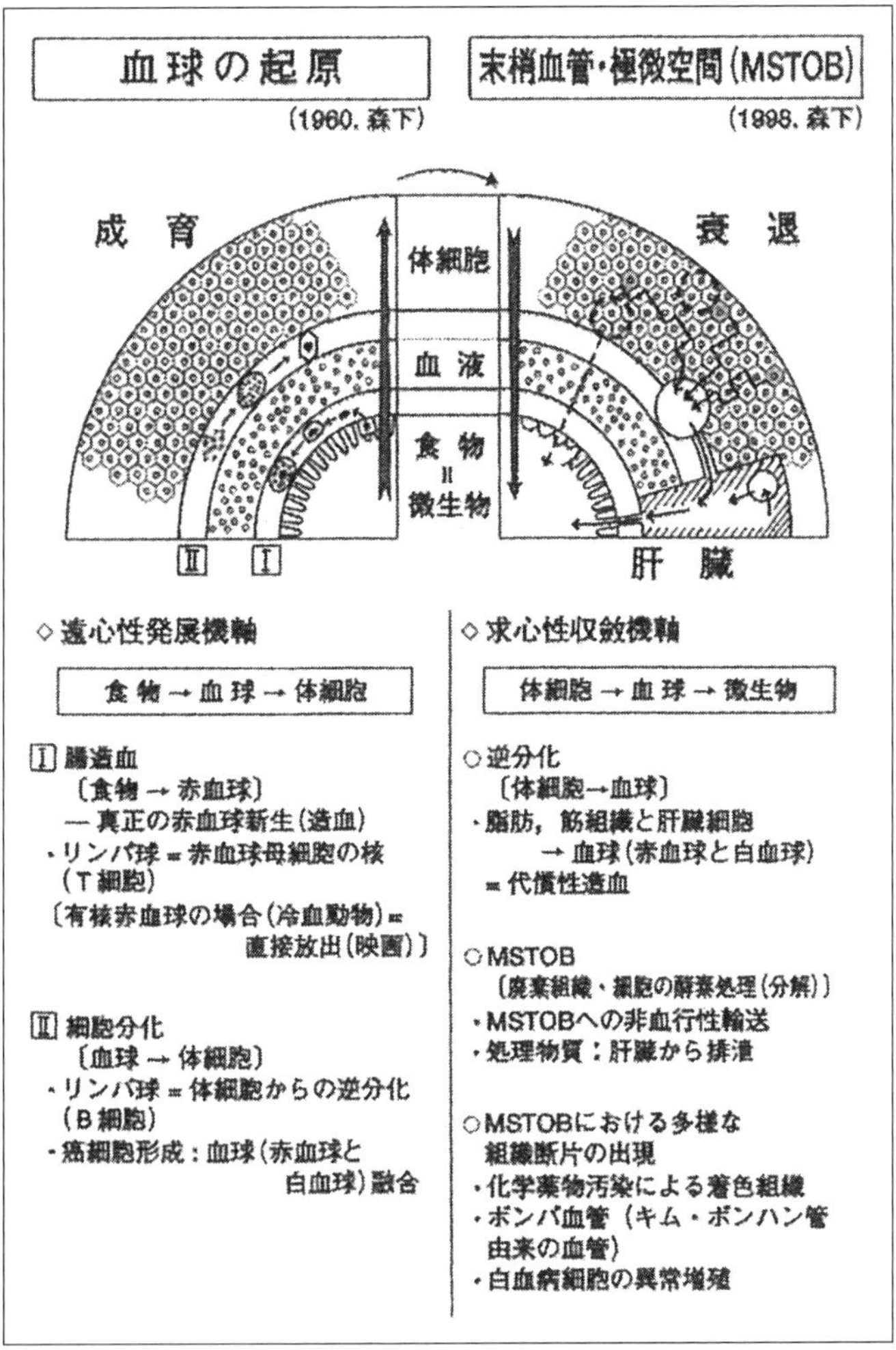

図11

(出典 『森下自然医学』 2013年7月29日)

――T　新聞マスコミは·iPS細胞と「夢の再生医療」と持ち上げ、これまで治癒が不可能とされてきた難病をすべて解決できる、というニュアンスで報じている。

――F　あくまで〝可能性〟にすぎない。マスコミの狂騒ぶりに違和感がある。

森下　山中教授のノーベル賞受賞は、同じ日本人科学者として喜ばしい。私は·iPS細胞をおおかた受容する、という姿勢で講演をしました。

ノーベル賞委員会の受賞理由は二点。一つは「·iPS細胞理論により、今後、再生医療の門戸が開かれる可能性が生まれた」。二つ目は「完成された細胞が、ある条件を与えることで、時間をさかのぼり幼若化の形に戻る」。

後者の「細胞は逆戻りする」(細胞可逆説)は、すでに私ども森下自然医学では五〇年も前に解決していたことです。「赤血球万能細胞理論の一部における·iPS細胞」という位置付けです。それで講演を行った。船瀬先生の本誌記事(一四九頁)にも、詳しく明記されている。

iPS細胞は〝多能〟細胞

――T　なるほど、〝万能細胞〟とは、あくまで森下理論における赤血球のこと。·iPS細胞を〝万能細胞〟と表現するのはマスコミのミスリードではないか。

森下　そのとおり。·iPS細胞はあくまで〝多能〟細胞です。〝万能〟というのは、自然現象に基づくものです。人工的に創造されたものは、当然ながら範囲が限定される。私が·iPS細胞よりも関心をもって見ているのはジョン・ガードン博士の研究です。山中教授と共同でノーベル賞を受賞されたケンブリッジ大学名誉教授。その研究とは、まずカエルの胚に紫外線を当てる。こうして卵核を破壊し、受精不能な状態にする。その卵に腸壁の細胞核をもってきて移植する。そうして破壊された卵を七二六個作成した。どのようになるか実験したら一〇個ほどが孵化に成功した。

――F　それはいつごろの研究ですか?

森下　ガードン博士は、一九三三年生まれ。私より五つ若い。彼が初めてこの研究を発表したのが一九六二年。私が『血球の起源』を発表したときが一九六〇年。同じ世代の科学者が、似たような研究を同じ時期にしていた。大変興味を抱いています。

――T　実験に使った腸の細胞核とは、どの辺を指すのですか?

森下　カエルの小腸の絨毛組織です。その細胞核をスポイトで吸引して卵核の位置に移植した。現代西洋医学レベルの知識では、皮膚や脳、筋肉、肝臓、腎臓など取りやすい体細胞がいっぱいある。通常は皮膚などから採取を行う。しかし、ガードン博士は小腸に目を付けた。これは評価すべきでしょう。当時、私もオタマジャクシの実験で、「骨髄造血説」の誤謬《ごびゅう》を証明していた。だからカエルの生体については興味を持っている。

腸細胞から赤血球は生まれる

――F　小腸がポイントなのですね。

森下　自然医学の知識をお持ちの皆さんなら、ご承知でしょう。小腸絨毛組織というのは造血が行われている場所です。『血球の起源』出版のさい、温血動物で実験を行いました。断食で飢餓状態のウサギを観察した。空腹の極限では自分の体毛を食べてしまうほどでした。腸内を顕微鏡で観察すると、その体毛が腸の絨毛組織内に取り込まれ貪喰されていたのです。

――F　それは、どういう意味でしょう？

森下　このとき絨毛組織が単なる受動的な膜組織ではなく、巨大なアメーバ様の能動的な組織であることを教えられました。この腸壁の細胞核が絨毛内腔に飛び出して、これを中心にして新しく細胞質が付け加えられて赤血球母細胞ができる。これが、われわれ森下自然医学の理論です。つまり、ガードン博士は腸の絨毛上皮細胞の核をカエルの卵に移植して、孵化させた。この実験は大局的な研究であり、iPS細胞よりも、もっと注目されるべきです。腸以外の細胞で孵化があった事実は、その後、イギリスにおけるクローン羊の実験でも証明されたわけです。しかし、いずれにせよ、ガードン博士が腸壁の核を吸い上げて卵核に植え付けたことに、天才的な感覚が感じられます。

「腸管造血」を誰も知らない

――F　そのガードン博士、山中教授と森下自然医学との違いは、どこでしょう？

森下　ただ、山中教授も、ガードン博士も、「なぜ、初期化が起きるか？」ということについて「色々、実験をした結果、逆戻り現象もありうる」ということまでは分かった。しかし、そのメカニズムの解明には、皆目、見当がついていない。その初期化メカニズムの解明こそ、実験において最も重要かつ大変な過程なのです。莫大な時間と金がかかる。細胞が分化（体細胞化）、そして逆戻り（万能細胞化）する。この理論を理解する。そのためには、一方通行的な西洋医学的論理では到底無理でしょうね。

――T　けっきょく、腸壁の細胞から赤血球が発生する。その赤血球こそが他の細胞に分化していく。この「腸管造血」を、誰もわかっていない？

森下　そうです。つまり腸壁の細胞核こそが赤血球母細胞を生み出す細胞原基です。そこから赤血球が発生する。それが全ての体細胞に変わっていく。動物の自然な生理現象です。それゆえ、腸壁に生命力（氣）が残っていれば、腸絨毛細胞核の移植によって孵化（成孵化）する可能性は十分にある。赤血球という細胞は体の全ての細胞――つまり脳や筋肉など、その他、すべての臓器組織の細胞に分化発展していくパワーを持っている。

――F　「食は血となり肉となる」。当たり前の「腸管造血」を、ノーベル賞学者ですら無知とは、呆れます。食（栄養源）が血（赤血球）となり、肉（体細胞）に分化する。だから赤血球が万能細胞なのは自明です。こんな、子どもでも分かりそうな真理が、どうして理解できないのでしょう？　「医学狂育」の恐ろしさですね。

いっぽう、iPS細胞は遺伝子操作などで無理やり、〝多能〟細胞を作ろうとしています。遺伝子操作自体が不自然きわまりない。だから、iPS細胞自体も反自然な存在ですね。指摘されるように三つの発ガンリスクがある。

私が最も懸念するのは第三の発ガン危険です。細胞にはセルサイクルがある。サイクル最終段階で細胞が無制限に増えないのは、ブレーキ装置があるからです。それがRBとP53の増殖抑制酵素。ところがiPS細胞を作成して、再生医療を行うには、急激に増殖させる必要がある。そこでブレーキを破壊する。それはガン細胞をも急激に増殖させる。ゆえに、iPS細胞は極めてガン化リスクが高い。この件について、iPS細胞研究班に、ずばり公開質問をしたのが丹羽医師です。彼は活性酸素と酵素の研究では有名な方です。その公開質問に対して、iPS研究チームから明確な回答は返っていない。ここが、iPS細胞の急所だと思います。

ネズミに何本も歯が生えた！

――T　これもiPS細胞のガン化に関連する情報です。東京理科大学の辻教授がiPS細胞を使ってマウス実験を行っています。ネズミの奥歯を抜いて、iPS細胞で、その再生実験をした。歯になる種の細胞（歯胚）を移植後、できた細胞を試す実験でした。ところが、ガン細胞と同じように増殖して、一本だけ必要なはずの歯が何本も生えてきた。

森下　iPS細胞では、そうした間違いが必ず出てきます。自然界では必然的に制御されるべきファクターあるいはパワーがある。しかし、人工物の場合は歯止めがかからない。再生医療の実用臨床面でも今後、大きな壁に苦しめられるでしょうね。

——T　山中教授も授賞式コメントで「iPS細胞は、まだ医学や薬の開発に役だった、と言える段階まで来ていない」と述べています。それは、うなずける。

iPSに一一〇〇億円、巨額研究費の理由

現代医療の虚妄がばれた

山中教授ですら、iPS細胞の研究は発展途上であると、認めている。

つまり、まだ未熟な研究なのである。なのに、突然、ノーベル賞が授与された。私は、この背景に世界の医療利権を牛耳る〝闇の権力〟の思惑を感じる。〝かれら〟は、とにかく早く次の〝夢の医療〟の存在が必要なのだ。なぜなら、現代医学の虚構は、音を立てて崩壊を始めている。前述のように抗生物質、抗ガン剤、向精神薬、ワクチン、輸血、点滴、健康診断……これら医学理論が、極めて悪質なペテンであったことが、ことごとく露見している。

元慶應大学医学部の近藤誠医師に代表されるように、勇気ある医者たちの医学批判、告発も相

次いでいる。そして、二〇一四年五月には、WHO（世界保健機構）理事会が、ついに抗ガン剤の使用禁止を勧告した、という情報が飛び交った。各方面の証言によれば、理事会が決議したものの、各方面の反響の大きさに広報が見送られた、という。

真否はともかく、こういう情報が一斉に流れること自体が、現代医療崩壊を物語る。近藤医師の告発書は一〇〇万部を超えるミリオンセラーとなった。「医者はやくざ、ゴロツキより質が悪い」と同医師は、現場医師をも断罪する。

アメリカ、良心の医師メンデルソンは、現代医学の神を死神、病院を死の教会に例えた。

医者を見たら死神と思え

医療による大量殺戮を告発する出版物も続出、氾濫している。

それは大衆文化にまで及ぶ。漫画週刊誌『ビッグコミック』（小学館）の巻頭、連載漫画タイトルは、なんと「医者を見たら死神と思え」。

アメリカでも医療不信が急速に拡大している。なにしろ、米国人の死因トップが〝病院〟なのだ。インテリ層はもはや医者や病院を信用しない。自然療法師（ヒーラー）での病気治療が常識となりつつある。

なにしろ近代から現代にかけて製薬、医療利権で莫大な富を独占してきたロックフェラー一族ですら、薬を一切飲まない、医者には絶対かからない。彼等がかかるのは代替療法の一種ホメオパシーのみ。その呆れた事実にも、大衆は気付き始めた。

だから、現代医療崩壊の兆しに、ロックフェラーなど国際医療マフィアは焦っている。人類の医療不信、疑念を払拭しなければならない。

大衆〝洗脳〟のｉＰＳ細胞

そのためには、新たな未来医療への希望（幻想）が必要だ。

はやくいえば大衆〝洗脳〟のための催眠理論……。そこで、白羽の矢が当たったのがｉＰＳ細胞による再生医療という構図だ。

日本はアメリカの属領国家であり、軍事支配だけでなく、政治から経済まで、完全支配されている。そのアメリカ本国もイルミナティという秘密結社に完全掌握されている。その中枢を占めるのがロックフェラー、ロスチャイルド両財閥であることは、すでに述べた通り。だから、日本政府も、これら両財閥の完全支配下にある。

日本政府の文科省は、ｉＰＳ細胞について、二〇〇八年から毎年四〇億円前後の研究費を補助金として研究チーム等に付与している。二〇一四年は約一六〇億円！　すでに、これまでの五年間で二〇〇億円。まさに、財政赤字の中で突出している。

「実績もなく、結果も出ていない全く未知なｉＰＳ細胞という研究に対して、我々の血税を投入しているわけです」（森下博士）

さらに、安倍政権下で、下村文科相は「今後一〇年間で、iPS研究に一一〇〇億円の研究費を助成する」と公表。この巨額支出を裏で命じたのは、紛れもなくロックフェラーなどの国際医療マフィアであろう。

つまり、iPS幻想を煽り、大衆を洗脳し、再生医療に未来への幻想を抱かせる。

これまで、いくどとなく繰り返されてきた人類マインドコントロールの手法である。

一一〇〇億円というケタ外れの予算投入こそ、まさに大衆洗脳の証拠である。

その露骨な狙いに気付かない日本国民も、知的（痴的）レベルが問われる。

けっきょく再生医療は、はかない幻想

自然界の「行き」と「帰り」

——T　iPS細胞を作る四つの遺伝子（山中因子）は、〝実験キット〟で市販されている。研究者は、自分のiPS細胞分化の研究のため容易に手にいれられるらしい。

——F　「iPS細胞を心臓治療に応用した」と発表して、マスコミを騒がせた渦中の森口某氏は興味深い。彼は裏で公表出来ない実験が行われていることを知っていた？　それを不意に口走ってしまったのではないか。それでピエロにされた。最初は自信満々で公表していましたからね。あの騒動は事実の可能性も否定できない。じっさいに再生医療の人体実験が明らかになれば、倫

理的にも大問題です。失敗したら悲劇ですからね。

森下　皮膚のやけど跡にiPS細胞シートを張り付けて、通常なら完治までに一か月かかるところを、一週間で治った――程度のことなら問題はない。しかし、それ以上の効果を再生医療に求めるのは難しいでしょう。

自然界には「行き」と「帰り」の両方があるのです。現代科学の本質は〝片道切符〟です。人類は、それで戻りが効かないまま一方通行で研究を究極まで推し進めた。そして、とうとう原子爆弾まで作ってしまった（苦笑）。

不老長寿などありえない

――**T**　セルサイクルや人間寿命に触れると、テロメアDNAも絡んできます。これは、六〇兆個の細胞それぞれに内在する遺伝子。つまりX字の先端にキャップ状に付いた様々なたんぱく質です。これが「生命の寿命を左右する」。細胞分裂を繰り返すたびに、テロメアは徐々に減っていき、五〇回ほど分裂すると寿命を迎える。その他、活性酸素やストレスでも、テロメア減少スピードが加速され老化する。しかし、iPS細胞でテロメアを補強することで人類念願の老化問題が解決され、不老長寿が達成される……と、テレビやメディアは言ってます。不老長寿なんてありえますか？

森下　森羅万象が輪廻を繰り返すことで自然界の秩序が保たれてきました。したがって、正常な人間が永遠に命をもつということには、ならないでしょう。永遠に寿命をもつというのであれば、それは魑魅魍魎《ちみもうりょう》的な奇形でしかありません（苦笑）。

――T　ところが、医療現場ではiPS細胞を試そうとしている。二〇一二年一一月の読売新聞によれば「フランスで一〇一歳の高齢者から採取した分裂しなくなった細胞からiPS細胞を作ることに成功した」という。それを受けて、国内の研究チームが高齢者のテロメアに対して、例の山中因子に二種類の遺伝子を加えることでiPS細胞の作動効率が三倍に向上することを確認した、という。まさに「不老長寿の時代が来る」と医学界では話題になっている、という。

――F　それはロックフェラーなどに支配されたマスコミによる、体のいいマインドコントロール。大衆洗脳だね。そもそもiPS細胞作成の〝成功率〟は、〇・二％以下。かりに三倍になったとしても〇・六％。九九・四％も「失敗」する医療なんて、ありえない。そういえば、テレビでこんな報道もあった。

「健康なうちに自分の皮膚細胞を切り取っておき、高額な金を払って、iPS細胞バンクに保存しておく。いざ臓器が機能不全に陥ったときには、その臓器をiPS細胞で作られた新しい臓器に取り替える」

こうなると人間もロボットと同じ。人体機械論の極致だね。内臓を傷めるような生活を送っていて、臓器が壊れれば取り替えればいいや、というのは本末転倒。臓器交換というありえない幻想を振りまくのも再生医療〝洗脳〟の恐ろしい側面だ。

続出する奇想天外〝療法〟

抗ガン剤、放射線療法、向精神薬、ワクチン、点滴、輸血、人工透析など、巨大医療マフィアにとって、ペテンと虚妄が次々にばれている。だから、かれらも次の医療利権を模索している。再生医療は、まさに新たな利権の草刈り場として、熱く期待されている。とにかく最低一〇年間は荒稼ぎしたい。それが、かれらのホンネだろう。

「リンパ球をｉＰＳ細胞でつくる」という突拍子もない試みもある。皮膚細胞からつくるのではなく、成熟したリンパ球からガンを攻撃するＴ細胞を選びだして、それをｉＰＳ細胞にかけて分化誘導する、という。すると、大量にＮＫＴ（ナチュラルキラーＴ）細胞が産生されるという理屈。そして、ｉＰＳ細胞でつくったリンパ球を患者の体内に戻せば免疫細胞が活発に働いて効率的で新しい免疫力につながる、という。

――Ｆ　まったくばかばかしい。人体には自然に免疫バランスを保つ働きがある。ここまでアクロバティックに血液をいじるとは！　呆れてしまいます。

森下　そのリンパ球にしても、元を正せば赤血球です。両者とも腸絨毛組織の核を原基とする細胞です。腸の粘膜にはいたるところにバイエル板という〝土まんじゅう〟のようなトーチカ状の組織があります。そこにリンパ球が密集している。なぜそんなところにリンパ球があるのか？だれも説明できない。腸絨毛組織から新生赤血球を毛細血管に送り込むとき、赤血球母細胞の核が残る。この核がリンパ球化して、集合した組織がバイエル板なのです。そうして、全体の流れが分かっていないため、最近、腸に関する本が続々と出ていて興味深い内容も少なくはないが、いずれも画龍点睛を欠いている。

ノーベル賞も支配するロックフェラー

現代医学を巧妙に乗っ取る

「米国における医学研究の大掛かりなごまかしは、ほとんどすべてがロックフェラー医療独占体制と、その支配下にある製薬会社の圧力によるものである」「製薬会社は新薬の承認を得るために、念入りにねつ造した『試験データ』をFDA（米食品医薬品局）に提出する。しかもデータでは、肝臓・腎臓障害や致死を引き起こす有害な副作用は巧妙に隠される」（『医療殺戮』ユースタス・マリンズ著　ともはつよし社）

マリンズ氏は、アメリカきっての正義派ジャーナスト。彼はロックフェラー財閥こそ一九世紀からアメリカの医療独占を図ってきた黒幕と断罪する。

その医療独占は、伝統医療を徹底的に弾圧し、近代医学と称して、大学医学部教育と医師免許制度を確立。さらに、全米医師会など医学団体をことごとく傘下に収め、政治家を完全に籠絡した。まさに、ロックフェラー財閥こそ、近代医学を支配する医療マフィアの名にふさわしい。さらに、同財閥はロックフェラー研究所を設立し、医学研究の利権も制圧した。それは、後にロックフェラー大学と改称し、全米の教育利権をうかがっている。ロックフェラー医療独占体制は、すでに大学医学部の教育をほぼ完璧に支配している。

「……大学をロボットのように忠実な下僕たちを養成する飼育場にしている。これらの下僕たちは、助成金を獲得するため、あるいは楽に仕事に就くためなら、どんなに卑しい行為にもみずから進んで甘んじるようになる。研究ねつ造の長い歴史は、すでに慢性化し、これらの下僕たちをおとなしく、いうなりにさせておくための理想的な『パナマ帽』すなわち操縦装置になっている」（同）

再生医療〝幻想〟で人類洗脳

ロックフェラー医療独占体制の支配は米国内にとどまらない。

その影響力は、欧米から全世界に及ぶ。その支配力は、ノーベル賞にまで及んでいる。もう一つ。強大な影響力を持つのがロスチャイルド財閥だ。世界は、この双頭の悪魔に支配されている。iPS細胞が火をつけた昨今の世界の再生医療ブームも、かれら医療マフィアによる企みであることは、まちがいない。

ノーベル賞も然り。アルフレッド・ノーベルもユダヤ人。ダイナマイトの開発研究の段階でも、ロックフェラーから多額の研究援助を受けている。むろん、ノーベル財団も同じ。だから、ノーベル賞は完全にロックフェラーの影響下にある。いうなれば〝ロックフェラー賞〟だ。賞の選考委員会も同様だ。かれらの影響下にある人物以外は選ばれない。

抗ガン剤、向精神薬、遺伝子治療……など、〝かれら〟がかつて人類を〝洗脳〟した「夢の医療」も化けの皮がはがれてしまった。

だから、〝かれら〟は再生医療という新しいマーケットに目を付けた。日本を初め、各国政府に圧力をかけて、再生医療への研究助成を潤沢に行わせ、メディアを煽って、〝夢の医療〟とキャンペーンを張らせ、人類を丸ごと〝洗脳〟操作する。

〝かれら〟にとって、再生医療が本当に人類を救うかどうかは、どうでもいい。

幻想をばらまき、巨大利益が得られれば、効果のあるなしは知ったことではない。

「腸管造血」も知らないノーベル賞委員会

——F 山中教授は誠実な科学者であるとは思います。しかし、巨大資本や医療マフィアに利用されている懸念はぬぐえません。


森下 そもそもノーベル賞委員会の面々は「腸管造血」にすら、誰一人気付いていないでしょう。「細胞は元に戻らない」という〝定説〟にも異議を唱える者がいない。

「赤血球の分化」（体細胞化）も存在しない、と思っている。ノーベル賞委員会を構成するカロリンスカ研究所のヨーラン・ハンソン事務局長は、こんなことを言っていました。

「iPS細胞は、細胞を受精卵に近い状態にまで戻す、という初期化を達成し、このことは既存の概念を覆した」

これこそ、この一〇〇年間、西洋医学にまったくの進歩が存在しなかったことの裏付けです。ノーベル賞委員会というのは、現代医学のアメリカや西欧諸国の大学の名誉教授クラスで構成されていますが、「少しは、自然医学も勉強して欲しい」というレベルの幼稚さです。

その点、旧ソ連や東欧諸国には、レペシンスカヤ教授のような本当に優秀な人材がいました。

――**F** そもそも西洋医学には、生命エネルギー（氣）という概念がまったくない。それは、宇宙エネルギーと言い替えてもよい。

森下 それが判るのが胎児の変化です。単細胞生物から人類までの三〇億年をたった三〇〇日で成し遂げる。計算すれば簡単に判ることです。胎児の一日は一〇〇〇万年に相当します。では、一日で一〇〇〇万年もの進化を可能にするエネルギーとは何でしょう？　母体の一日二五〇〇キロカロリーなどといった栄養成分のみでは、そんな大それた変化は絶対に起こしえない。その正体こそ〝宇宙エネルギー〟なのです。

宇宙エネルギーが、臍の緒を通して胎児に送り込まれる。つまり、母親は〝胎生〟という形で子宮を貸しているにすぎないのです。

――**F** なるほど！　人類も、宇宙の子……つまりは〝神の子〟なのですね。

森下 私は「腸管造血説」の発表から三〇年後に「経絡造血」の存在を突き止めました。人間の経絡中に存在するソマチッドが宇宙エネルギーの「氣」を栄養源にすることで、「経絡↓ボンパ血管→リンパ管→血管→神経」へと、発展する造血・血管プロセスを発見しました。胎児の臍の緒というものは、その過程で全てを抱合した宇宙につながる太いケーブルなのです。「目に見えるモノだけがすべて」という反自然的論理は、けっきょく行き詰まって取り返しのつかない結末を招くことになります。一日も早く人類がそれに気付くことが焦眉の急ですね。

STAP細胞とはリンパ球（万能細胞）である

千島・森下学説、巨星の一方、森下敬一博士から、iPS、STAP両細胞に関する質問にも、丁寧な書面で御答えいただいた。

その全容を以下に取りまとめておくことにしよう。

a：自然態においては、血球すなわち赤血球および白血球こそが、全身組織細胞への万能的分化性を有する。全組織細胞は、主に血球の分化によって造られる（森下『血球の起原』一九六〇年）。

b：この特性は、大多数動物（両棲類も）の始原からの約束事で、現代医学・生物学がそれに気づかなかっただけの話。

c：ここで「赤血球・造血」および「白血球・造血」について概観するならば、

▼生理的な「赤血球・造血」現象には、

（イ）三次元的『腸管（絨毛）造血法』と、

■「腸管造血」理論。血液は腸で造られる

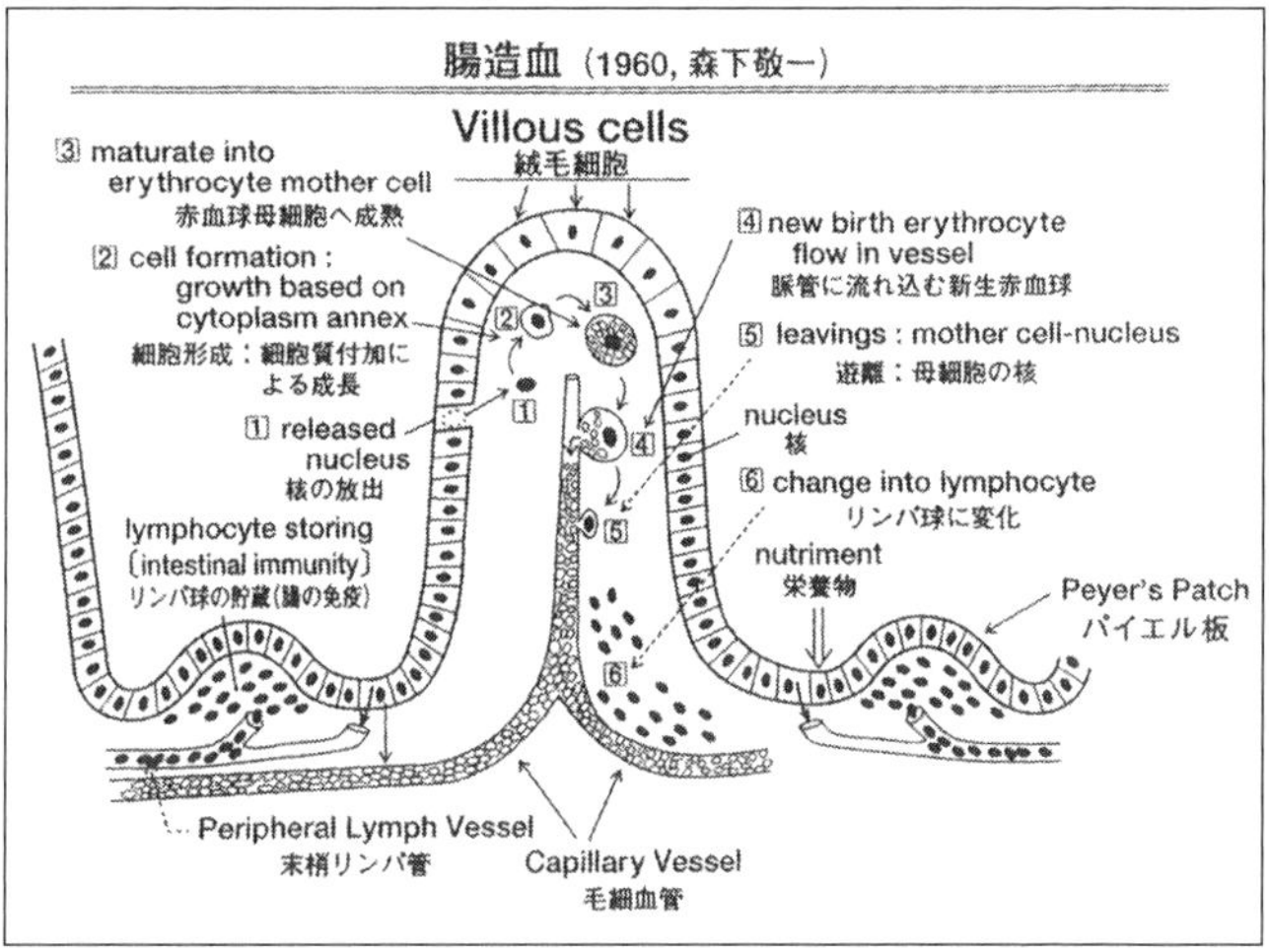

図12

（ロ）四次元的『経絡造血法』の二重構造となっている。

前者は、絨毛組織内腔にて、赤血球母細胞が赤血球を孕《はら》みつつ成長し、数十個の赤血球を絨毛血管内に送り込んだ後、母細胞核はリンパ球となり、いわゆる「腸管免疫」の主役を演じる（**図12**）。

後者は、氣（プラーナ）を交通させている経絡管の一部に存在する生命最小単位・ソマチッドが成長してリンパ球化する。

これは、ソマチッドの氣（プラーナ）の取り込みによる成長であろう。

さらに、このリンパ球の一部はHb（ヘモグロビン）を取り込んで赤血球となる。

（森下『末梢血液の夾雑物——特に経絡造血について』美土里書房）

▼「白血球・造血」とくにリンパ球の誕生方式

も、二つに大別される。

（イ）腸管造血時の赤血球母細胞の核が、リンパ球化する（腸管免疫の主役）。

（ロ）経絡造血時――ボンパ血管内にて、ソマチッドが氣（プラーナ）によって生育・形成されたリンパ球。

ＳＴＡＰ細胞は、（ロ）のリンパ球であろう。

d：ＳＴＡＰ細胞＝リンパ球なら、それが全組織への万能分化性を有するのは、当然。

血は腸でできる！　あたりまえの「腸管造血説」

稚拙な思い込み

ここまで読んで、既成の医学者、生物学者なら、唖然呆然であろう。なぜなら、かれらは、いまだ血液は「骨から造られる」と盲信しているからである。しかし、千島・森下学説を知る者からすれば、それこそ稚拙な思い込みというしかない。

食は血となり肉となる――人類が、まさに太古より体験的に知悉してきた真理である。

食べた物が血液となって全身を巡り、それが肉や骨などを形成する。

そして、空腹時や飢餓状態では、逆の現象が起きる。

肉は血となり食となる――つまり、体細胞が血球細胞にもどり栄養源となる。

これが生命が自らを維持する基本原理である。あたりまえすぎて、説明する気もなくなる。聞く方も、だからそれがどうした、と言いたくもなるだろう。

では、食べた物がどこで血となるのか？

試みに保育園あたりの子どもたちにたずねるといい。「おなか！」と全員が答えるだろう。食は腸で消化吸収される。消化吸収された食べ物は、何になるの？

また、子どもたちは一斉に答えるだろう。「血イーッ！」

だから、血液ができる場所は、消化吸収された所、すなわち「腸」である。

「教科書で習ってない！」

ところが、現代医学界は「ちがうッ！」という。

その理由を問うてみるがよい。あなたは、笑いが吹き出すだろう。

「医学の教科書には『腸管造血』など、どこにも載っていない」からと言う。つまり、「習っていないから、間違いだ」と言い張る。

では、どこで血ができるのか？　かれらは「骨でできる」と言う。「教科書にそう書いてある」という。医学教科書に特筆されているのが「骨髄造血説」である。

つまり、「腸管造血説」は教科書で習っていないから間違い。「骨髄造血説」は、教科書で習ったから正しい。恐れ入った理屈である。現代の医学者、生物学者は教科書を盲信する教条主義者である。教科書に載っていることは、全て真理である、と信じて疑わない。

教科書秀才という言葉がある。かれらは、とにかく教科書の内容をこれ、ことごとく暗記に努める。なぜなら、そこに記載されていることは、全て〝真理〟であり、それをできるだけ多く暗記（吸収）した者ほど、勝利者となれる……。

だから、彼等は幼い頃からガリ勉に励んできたのだ。その過程で、かれらは完全な記憶マシーン、記憶ロボットと化してしまっている。

そして、そこで〝真理〟としてインプットされた情報が〝虚偽〟だと指摘されると、脳の回線がショートして「嘘だッ！」と絶叫するのである。

「そんなことは、教科書で習ってない！」

「食」は「腸」で「血」になる

しかし、考えてもみてほしい。

「食」（栄養）が「血」（血球細胞）となり「肉・骨など」（体細胞）に変わる。

空腹、飢餓のときは逆に「体細胞」は「血球細胞」にもどり「栄養源」となる。

詳しい「骨髄造血説」批判は第7章にゆずるが、ポイントだけ指摘しておく。

西洋医学における「骨髄造血説」の根拠は「ハトの骨を観察していたら骨髄で造血機能が確認された」というもの。これも、千島・森下学説からいえば、コッケイな勘違いだ。

それは空腹・飢餓状態などで体脂肪（骨髄）が血球細胞（血）に可逆変化する様子を観察したにすぎない。飢餓状態なら、体細胞が血球細胞に戻るのは、あたりまえ。じっさい、体の各組織や臓器で、血球細胞へ変化が確認されている。

なら、そもそも骨は、何から出来たのか？　血から出来たはず。その血は、どこからできたのか？　骨からできた！　これでは堂々巡りで話にならない。

だから、「骨髄造血説」は、血が、どこでできるのか？　いっさい答えていないのだ。

つまり、とっくの昔に破綻した理論なのだ。

食べた物が、血になる。それは消化吸収する腸しかない。「食」は「腸」で「血」になる。それを、半世紀も昔に、千島・森下学説は説いただけだ。

〝洗脳〟そして〝家畜化〟

なのに、既成医学界は、猛然と牙をむいて、この学説を叩き潰し、歴史の闇に封印してきた。

そして、「骨髄造血説」をいまだ墨守している。

正気を疑うというより、もはや狂気である。

そして、この滑稽の極みの珍説が、連綿と日本だけでなく世界中の小中高校、大学、医学部などで得々と〝真理〟として教えられている。だから、ハーバード大学の医学部教授でも、ノーベル賞受賞の学者でも「血は骨で出来る」と、信じこんでいる。

赤血球・白血球こそ万能細胞である

五〇年代に学界・政界騒然

さて――。本題に戻ろう。

森下敬一博士は、血球（赤血球・白血球）は万能細胞である、と断定している。

「血」が「肉」になるのだから当然である。ただ、この「始原からの約束事」に「現代医学・生物学が気づかなかっただけ」のくだりに、先生の眼を細めた苦笑が浮かぶ。

森下学説は、現代生物学者にとっては、まさに呆然自失の世界だろう。

森下先生は、これらの神秘的、感動的な現象を、いくたびも観察し、実証し、記録に収め、論文に記載して、学界に問うてきた。

それらは――、

（1）**「骨髄造血説」否定**：動物四肢骨髄血管遮断実験でも貧血起らず。
（2）**「腸管造血説」証明**：小腸絨毛組織における赤血球母細胞の存在。
（3）**白血球の赤血球由来説**：白血球が赤血球から生まれる現象を動画撮影。
（4）**血球の万能細胞性**：血球こそ体細胞に分化する万能細胞である。
（5）**ガン細胞の血球融合説**：B・アルペルン教授（仏）も同一意見。

これら、医学史どころか、世界の科学史を根底から覆す大発見を博士は、具体的な観察記録や学術論文とともに公表し、世に問うた。

当初、マスコミもその衝撃的内容に驚嘆。『読売新聞』（一九五七年五月一六日　夕刊）はトップ見出し、七段ぶち抜きで、こう報じている。

「覆るか医学界の定説——骨髄でなく腸管で造血」「森下博士の血球『赤血球』から『白血球』」さらに「不自然な骨髄造血説」「骨髄細胞分裂はない？」……「細胞新生の理論生まれる」と医学界の新風に期待を寄せている。

■一時マスコミも全面支持したが後に沈黙

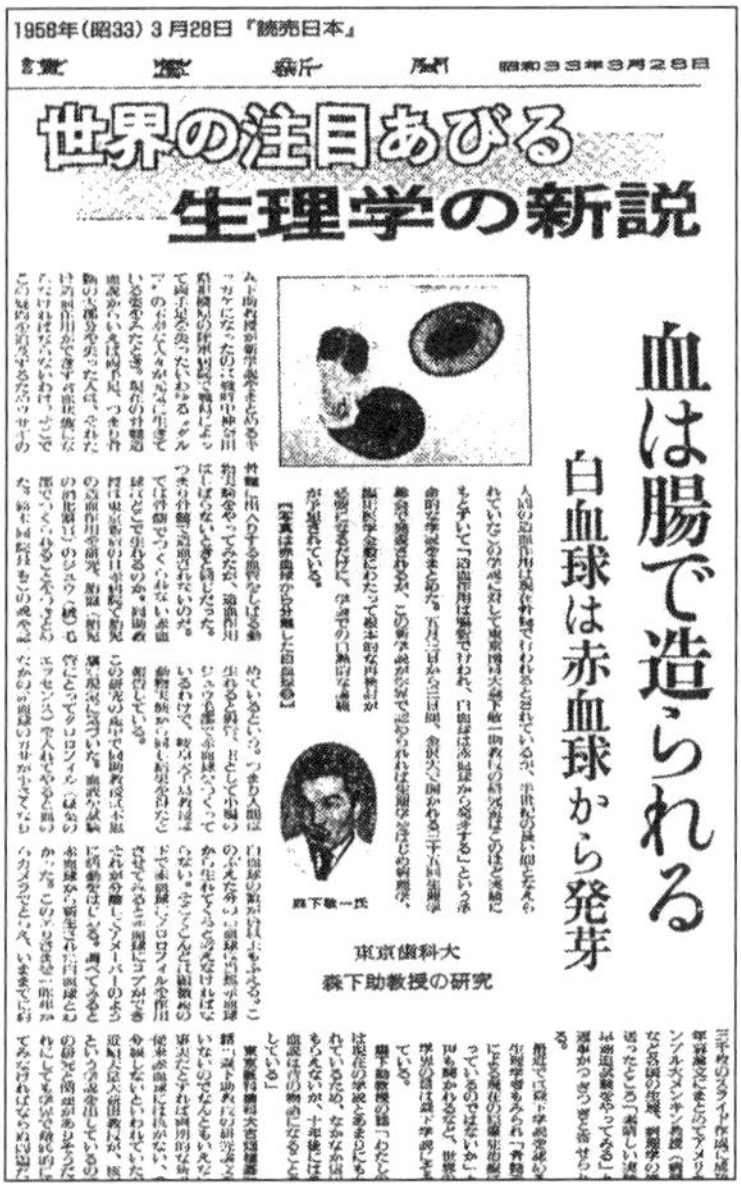
1958年（昭33）3月28日『読売日本』
世界の注目あびる
生理学の新説
血は腸で造られる
白血球は赤血球から発芽
東京歯科大
森下助教授の研究
森下敬一氏

図13

（出典　『読売新聞』 1958/3/28）

翌五八年の『読売新聞』（三月二八日）は、さらに具体的。

「世界の注目浴びる——生理学の新説」「血は腸で造られる」「白血球は赤血球から発芽」（東京歯科大、森下助教授の研究）（**図13**）

さらには、森下先生は一九六六年、六八年、六九年の三回にわたり国会証言まで行っている（衆議院科学技術振興対策特別委員会）。

国会も一時、この新説さらにガン対策の希望に騒然となった。

「腸管造血」のメカニズム

前出の図13は、博士が解明した「腸管造血」のメカニズム。

①**核放出**：腸の絨毛細胞から核が放出される。

②**細胞新生**：核に細胞質が付加され、新細胞に成長していく。

③**赤血球母細胞へ**：新細胞は、さらに赤血球母細胞へ成熟する。

④**毛細血管へ**：母細胞から生まれた大量の新生赤血球が毛細血管（脈管）に流れ込む。

⑤**核遊離**：役目を終えた母細胞の核が遊離され放出される。

⑥**リンパ球へ**：放出された核はリンパ球に変化する。

⑦**腸管免疫**：生成されたリンパ球は、バイエル板等に貯蔵され腸管免疫の主役となる。

……ここには、食から抽出された栄養成分が、大量の赤血球さらに白血球に変化し、毛細血管やリンパ管などから全身に運ばれていく様が、リアルに解説されており、感動的ですらある。

STAP細胞はあるけど造れない？

森下博士は赤血球も白血球も万能細胞である——と結論づける。

なら、安保徹博士が、森下研究所でつぶやいたごとく、まさに「体の中は、万能細胞だらけ」なのだ。さらに、森下博士は、「STAP細胞は経絡造血時のリンパ球であろう」という。そして「STAP細胞＝リンパ球（白血球）なら、全組織への万能分化性を有するのは当然」と断じる。

つまり、博士の結論は「STAP細胞は存在する」。

ただし……と断りがつく。

「小保方さんの主張は正しい。しかし、あのやり方ではSTAP細胞は、造れないだろう」

その理由を、博士は「白血球の起源」と題し、以下のように記している。

「――生体内（in vivo）と試験管内（in vitro）の差、または血管内・外に於いて、細胞や血球などが大きく変化するであろうことは、実験研究者の脳裏から片時も遊離させてはならぬ事柄だ」

森下博士は「in vivo」と「in vitro」の違いを指摘する。

「たとえば、血管内外にて白血球数や形態が変わる。採血時に、血液それ自体に大きなストレッサーが加わり、特にカエルやイモリなどの大型有核赤血球（すなわち紡錘細胞）の適齢細胞に於いては、驚くほど鮮やかに顆粒赤血球の発芽現象や小リンパ球の分泌・放出現象などが認められる」

しかし、研究者は試験管の中の現象が、生体内でも同様に起こっていると錯覚してしまう。試験管内と生体内では、別次元の世界なのである。だから生体内で起きている現象でも、試験管内では起きない。そんなことはよくある。心すべきだろう。

なお、博士が例示した顆粒赤血球の発芽現象や小リンパ球の分泌・放出現象などは森下血液生理学教室で『モノクロ・8ミリ顕微鏡映画』に収められている（日本生理学会一九五八年、発表）。

ガン細胞の正体も判った

森下博士は、この当時、すでにガン細胞の正体は、赤血球、白血球などの血球が変化した物であることを解明している。

「……リンパ球は、まちがいなく赤血球の細胞質そのものである」と博士は断言する。

「このリンパ球は、条件次第で顆粒白血球の核（単核または分葉核）となる。さらに、赤血球、リンパ球および顆粒白血球の融合塊が主体となって、現代医学・難敵の『ガン細胞』となっていることなども見落としてはならぬ」と戒める。

「ガン細胞増殖における基礎的細胞理論の欠落こそが、ガン治療を根元的誤謬に誘導・停滞せしめているのである」

血球が万能細胞で体細胞に変化するのなら、汚れた血球は汚れた体細胞（ガン細胞）に変化するのも当然だろう。

ただし、だからこそ希望もある。

「ガンほど治りやすい病気はありません」と森下先生は最新の講演でも明快に述べている。

「……体内に蓄積された〝毒素の刺激〟によって、赤血球やリンパ球が毒素と共に融合し合うことで、ガン細胞に発展していく――これが『発ガンの理論』なんです。今の西洋医学に於いては、このようなことが全く判っていない。ガンの専門医という人も数多くいますが、誰一人判っていません」

「ガンを治すためには、体を異化作用に傾けて、体を軽い断食の状態に置いて、体の新陳代謝を同化作用ではなく、(体細胞を血球細胞に戻す) 異化作用に持って行くことが必須」「どんな病人であっても、体は赤血球もリンパ球も必要としている訳です。ガン細胞が赤血球とリンパ球に逆戻りしてくれれば、ガン細胞は消えてしまう。当たり前の話です」(二〇一四年八月二四日、『愉快塾』講演より、『森下自然医学』二〇一五年一月)

iPS細胞の再生医療は幻想だ

不正解だらけの現代医学

「小保方さんのSTAP細胞は、あると思いますよ」

と、森下先生はうなずきながらおっしゃった。それは、リンパ球(万能細胞)のことだから、当然だ。そして、山中教授のｉＰＳ細胞について尋ねると、少し渋面になり「あれは不自然なやり方だからねぇ……」と黙られた。

今回の私の取材への回答書には、そのｉＰＳ細胞への先生の見解も綴られていた。

「――遺伝子を操作して再生医療用の組織細胞的身体部品を試験管内で創生する――という発想そのものに、私共は危惧の念を抱かされている」

その理由は……。

「肝心な細胞学的基礎理論が未熟なまま、技術だけが飛躍して遺伝子操作に飛び乗った結果がノーベル賞となり、そこには厖大な金員（金額）が注がれ自由に消費される社会になっている――という現状は歪《いびつ》である。

日本人はいま、国際的なストレスからの解放を『ｉＰＳ細胞の臨床的応用』に求めているようだが、それに過大な期待をかけてはならない。政治は、我々の血税を必要以上に注ぎ込むべきではないし、また一般庶民も、その成果の到来を性急に求めてはならない」

「実は、現代西洋医学の基礎医学において、細胞や血液の知見に関しては、まだほとんど正解を導き出してはいない。判っているのは氷山の一角である」

「私共が発見した五〇年前の『腸管造血説』以前の『骨髄造血説』水準の実験理論を正しいと思い込んでいる医学者が大部分だ。いまなお、この程度の低級講義が、医科大学教育で語られ、大量の医学生が誤報を盲信し社会に出ていく」

「また、同時に提出した『赤血球および白血球の万能性分化説』も、理解者は、ゼロ……。もっとも、この知識があるならば、遺伝子操作などをして、得体のしれない『万能細胞シート』ナンゾ造る必要はなかったのだ」……（以上）

メディア、教育を支配〝闇の力〟

後半からは、八七歳の博士の無念の思いが伝わってくる。

これで、あなたの〝洗脳〟も解けたはずだ。千島・森下学説を葬ったのは、私は、日本の医学界を遥かに超えた巨大な力であると、確信している。

それは、近代以降、世界の医療利権を支配してきた闇の巨大勢力だ。その名は、ロックフェラーとロスチャイルド二大財閥である。

かれらは国際秘密結社フリーメイソン、さらにイルミナティ等の中枢を占め、世界の金融、エネルギー、医療、農業、通信などあらゆる利権を掌握してきた。

人類の九九％は、そのような事実にまったく無知である。それも当然だ。

近代から現代にかけて、人類の通信、メディア、教育もまた完璧に〝かれら〟が支配してきたからだ。〝かれら〟にとって、我々は人間ではなく、支配、管理する対象の家畜なのである。厖《ぼう》大な医療利権を支配し続けてきた〝かれら〟にとって、約半世紀前に登場した千島・森下学説は、脅威だった。〝かれら〟が隠蔽したかった生物学と医学の真理を明快に説いていたからだ。だから、気の遠くなるほどの政治力を駆使して、同学説を世界中のメディアや教育が取り上げないように仕向けたのだ。

「世界の注目を浴びる！」と、かつて学説を絶賛した『読売新聞』が、どうして、その後、パタリと一切報道しなくなったのか？　他のメディアも同じ。それは、「報道するな!!」という恐ろしい力が働いたからだ。

iPSの再生医療は失敗に終わる

根拠は養う組織がないから

「iPS細胞は、うまくいかないでしょう」

森下博士は、研究者の立場から、冷静に批判する。

森下　それは、まだクリアしなければならない細胞問題が山ほど残っているからです。基本的な多くの問題が未解決です。私たちも長い間研究してきたけれども、奥が深い。研究すればするほど迷路に入ったようなところがあります。

——つまりは問題山積、メディアが、囃《はや》すように上手くはいかない。

森下　ある特定の細胞の遺伝子がうまく組み替えられ、目的の新細胞（iPS細胞）ができたとしても、生体内では、それを養っていく周りの組織条件作りができません。末梢の細胞生理、毛細血管と細胞との関連性だとか、経絡・血管・神経などの脈管生理学など、いろいろと解決しなければならない問題が山積しています。iPS細胞は、それを未解決のまま、飛び越えて、向こう側へ着地してしまった。

――なぜか、異常に先を急いでいますね。

森下　新しい細胞が人工的にできるといっても、その細胞を養うために周りの状況をきちんと整備しなければなりませんが、これはできません。例えば、「開閉自在の自律性末梢血液空間」という毛細血管――末梢と固定組織細胞との間にあるミクロの〝駅前広場〟(空間) などは造設のしようがないのです。

――先生が発見された動脈、静脈の先端に存在する〝広場〟ですね。iPS細胞も試験官の中では、うまく生かせるかもしれないが……。

森下　生きた人の体内では、うまくいきません。

――体内の他の組織と共存共栄しなければいけない。さもなければ、組織は〝よそ者〟を助けてくれない。

腸管造血、治癒も知らない

森下　末梢血液空間で大変な生理学的活動が行われている。そのことなど、現代西洋医学ではまるっきり、わかっていません。この未知の問題を無視してジャンプして飛び越えてしまっているわけですよ。

――無理ですよね。京都大学の山中教授ですら、森下学説（腸管造血説等）を知らないのだから。幼稚園の子どもが危ないイタズラをしているようなものです。それにもかかわらず、研究予算が一一〇〇億円ですよ。

森下　大変な予算をつぎこんでいますねぇ！

――だから、我々にはiPS細胞や再生医療に文句を言う権利があるのです。二〇一四年度は、なんと一六〇億円！　それが研究チーム等にドサッと来た。ものすごい利権です。京大vs理研の対立もiPS細胞vsSTAP細胞に見えるけど、内実は巨額の研究費争奪戦です。

このように巨額の血税を研究費として浪費している割には、その医学理論はオソマツです。ウィルヒョウ理論に起源を発する生命「機械論」に毒されています。なにしろ、自然治癒力の存在を知らない。認めない。まあ、大学の医学教育で、自然治癒力は一時間も教えない。習わない。だから、無理もない。現代医学のバイブルともいえる『医学大辞典』（南山堂）には「自然治癒力」どころか「治癒」の項目すら削除されています。つまり、自然治癒力の完全否定です。オソマツの極みですよ。

目に見えない物は存在せず

森下　現代西洋医学では、目に見えないものは「存在しない」ので、自然に病気が治るとか、「氣」が病気を治すとか、そんなものは無い――というのが彼らの考え方です。目に見えるものだけが実在する――というのが彼らの哲学です。「自然のパワー」も「氣」も無視するのが、現代西洋医学の前提。そうして病原体は化学薬剤で殺して治す……です。

――その〝医学の神様〟ウィルヒョウ以来の「機械論」は、もはや完全に破綻しています。私は、これに必死で固執している医師たちが、逆に、気の毒でなりません。

「無知たぶらかしロボット製造」

iPS人工臓器など妄想

マスメディアは、このiPS万能細胞で人工臓器が可能となる、と囃《はや》す。それら臓器を組み合わせると〝不老長寿も夢ではない〟と煽る。森下博士は、このような「『人造細胞のロボット』を製造しよう――との妄想は、無知人を誑《たぶら》かす」「実現は不可能」とバッサリ一刀両断。

そもそも人間は太ったり、痩せたりする。太るのは食べたものが体細胞になるから。痩せるのは、体細胞が食べた物に戻るからだ。だから、この細胞可逆性で、血球細胞と体細胞は行ったり、来たりしている。血球細胞は、万能細胞なので、あらゆる体細胞に変わり、一方であらゆる体細胞は、血球細胞に戻る……これが生命現象そのもの。あなたも、私も、その存在そのものがエビデンス（証拠）なのだ。

トカゲの手足はなぜ再生する？

それより、もっとダイナミックな体細胞の多分化能は治癒、再生反応だろう。

手を切って、組織が破壊されても、切断面をくっつけていると、アラ不思議。皮膚も筋肉も神経も血管も、元通りに治癒、再生される。

「なぜ、こんな現象が起きるのか、現代医学では、誰も説明できません」

私の知人である田中佳《よしみ》医師は、断言し、私を驚かせた。

私は二五年ほど前に、ニューヨーク州立大学医学部教授ロバート・ベッカー博士の著書『クロス・カレント――電磁波〝複合被曝〟』（新森書房）を翻訳。その内容に衝撃を受けた記憶があるからだ。

ベッカー教授は「なぜ、トカゲの失われた手足が再生するのか？」そのメカニズムを徹底解明していた。結論から言えば、手足を切断すると、その瞬間から切断面の皮膚、筋肉、血管、神経、骨などの体細胞は猛烈な勢いで、幹細胞に戻る。そして、その幹細胞群は、今度はもう一度、皮膚、筋肉、血管、神経、骨などの体細胞にフィードバックするのだ。そうして、なんと失われたトカゲの手足がもとどおりに再生される！

私は、その理論と真実に舌を巻いた。幹細胞の存在を知ったのも、そのときが初めてであり、その奇跡的な働きに感動した。

下等動物のトカゲなら失った手足や、尾まで見事に再生させる。しかし、高等動物である人間も再生は限界があっても、治癒なら日常的に体験している。

切傷が治る理由も判らない！

切り傷がいつのまにか治る。それは、だれでも経験することだ。

ところが、現代医学は、この傷が治る理由すら、〝解明〟していないのだ。

あきれて物が言えないとは、このことだ。

このように、全身のあらゆる組織・器官は、損傷を受けると治癒・再生機能がある。

ということは、全身のあらゆる細胞は、再生能力があることの証しだ。すなわち、あらゆる体細胞は、多分化能を持つ。そんなことは、治癒・再生現象ひとつ見ても子どもでもわかる。それを、現代医学界のトップまでもが、切り傷が治る現象一つとっても「判らない」と首をひねっている。そして、「体細胞が万能細胞に戻った！」と大騒ぎしている。

じつに不思議な光景というしかない。

千島学説を裏付ける山中学説

酒向医師（前出）はiPS細胞騒動を総括する。

「皮膚の繊維芽細胞に、あらゆる種類の細胞に分化する能力すなわち多分化能が備わっているとすると、体のすべての細胞に多分化能が備わっている可能性があることになる」。それは、もはやいうまでもない。

「研究が進めば、やがては体内のすべての細胞から遺伝子操作でiPS細胞を作り出すことが可能になるであろう。これは千島（喜久男）が唱えた『すべての組織細胞は可逆的分化能力を持つ』という学説を証明することである」「結局、最新の研究による結論は、千島の学説に回帰することになる」

なんのことはない。ノーベル賞の山中理論は、五〇年以上も昔に学界の悪意で闇に葬り去った千島学説の、補完でしかなかった、ということだ。つまりは〝先祖返り〟。

発ガン悲劇で終わる〝夢の再生医療〟

ウィルス〝弾丸〟を打ち込む

・iPS細胞は人工的だが、STAP細胞は自然的。

森下博士の両者の比較は、これにつきるだろう。だから、STAP細胞（リンパ球）はあって当然だが、iPS細胞があるのは不自然なのだ。

それは、まず外部から遺伝子を注入するという作為。不自然な遺伝子操作技術で、外部から体細胞（皮膚細胞）に多分化能を与えていることだ。外部遺伝子の〝運び屋〟として使われるのがウィルスだ。つまり、iPS細胞は外部から体細胞にウィルスという〝弾丸〟で他の遺伝子を撃ちこむ。当初、四種類の遺伝子を用いていた。しかし、一つのウィルスは強力な発ガン性が確認されたため、それを除外して多分化能獲得に成功したという。

「iPS細胞に発ガン性」は当初から学界では囁かれていた。それを気にした山中教授は、急きょ発ガン遺伝子を取り除いたのだ。

ブレーキのない最新鋭車

しかし、丹羽医師や私が主張し続けてきた「細胞循環」（セルサイクル）における「増殖抑制酵素」（RB、P53）破壊をめぐる問題には、一切、iPS細胞研究チームは、いまだ答えていない。iPS再生医療には、これら二つの〝ブレーキ〟は不要である。というより邪魔だ。間違いなくiPSチームは、二つのブレーキを〝破壊〟しているはずだ。

しかし、セルサイクルに二つの〝ブレーキ〟が備わっているのは理由がある。それは、細胞の〝暴走〟を制御するためである。それは、一言でいえば〝ガン化〟である。昂進《こうしん》と抑制……。

これは生命の基本原理だ。それは生命体にとどまらない。合理的な存在物には、これら二つの要素は不可欠だ。

わかりやすい例が、自動車だ。アクセルとブレーキ。最低でもこの二大制御装置がなければ、存在すらおぼつかない。生命体は、なおさらだ。あらゆる生体には、ホメオスタシス（生体恒常性維持機能）が備わっている。それは、生体が正常に戻ろうとする〝働き〟なのだ。それが、病気や怪我のときに発揮される現象を、我々は「自然治癒力」と呼んでいる。セルサイクルにおける細胞増殖抑制酵素というブレーキの存在も、このホメオスタシスの一環であることが、よく理解できる。こうして生命体は調和とバランスを保って存続し続けるのである。

しかし、iPS細胞という最新鋭モデルカーは、そうではない。

アクセルはあるが、ブレーキがない！　そんな最新型の自動車をあなたは、見たことがあるか？　試乗する気になるか？

現代版〝裸の王様〟

しかし不可解、不可思議なことである。

このきらびやかな最新型モデルを絶賛、称賛するメディアや学界は、このブレーキの不在という致命的欠陥については、まったく触れない。それも、当然かもしれない。〝かれら〟は、この最新型車で、大儲けしようと群がってきた連中なのだ。

「この最新型モデルには、ブレーキがついてない！」と言った途端に、華麗なモーターショーはぶちこわしだ。だから、そのことには一切触れぬことと、関係者には嵌口令《かんこうれい》が敷かれているのだろう。

こうなると現代版〝裸の王様〟だ。

しかし、裸の王様と、取り巻きの侍従や重臣たちが、赤っ恥をかく瞬間は一刻一刻、近付いている。

医療マフィアたちの焦り

山中教授は、一見、誠実な学究に見える。

ノーベル賞受賞の知らせにも「早すぎることに驚いた」と正直な感想をもらしている。それもまた正しい。その〝業績〟は、すでに半世紀以上も昔に千島・森下学説によって立証された――体細胞と万能細胞の可逆性――を追試的に証明したにすぎない。

なぜ、受賞が早まったのか？　それは、近代から現代にかけて世界の医療利権を支配してきたロックフェラー財閥が、新たな人類〝洗脳〟装置として着目したからである。これは、すでに述べた。私の個人的な見解であるが、当たらずとも遠からずであろう。

〝かれら〟が繰り出す人類への医療〝洗脳〟は、ことごとくその詐欺性、犯罪性、殺戮性が露見している。

私は一連の著書で「人類の二人に一人は病院で殺されている」と、告発してきた。今や、現代医療への不信と怒りは頂点に達しようとしている。私は、すでに現代医療の大崩壊が始まったと確信する。

しかし、おそらく一〇〇〇兆円を超える医療利権を掌握する地球規模の医療マフィアは、不信の増殖と、崩壊の危機に手をこまねいているわけにはいかない。

そこで、人類大衆をマインドコントロールする新たな〝医療幻想〟として着目されたのが山中教授のiPS細胞……というシナリオである。

医学界、メディアは、とっくの昔に〝かれら〟の奴隷だ。

右に左に自由自在に煽りのキャンペーンを展開させればいい。

「iPS細胞――夢の再生医療へ！」

iPS再生医療、問題山積、前途多難

感染症、ガン化、超高コスト

ところが心ある研究者たちは、iPS細胞の多くの問題点を指摘する。

(1) 導入ウィルスで感染症：iPS細胞の作成には、遺伝子操作というアクロバティックな手法が用いられる。具体的には、遺伝子の運び屋（ベクター）としてウィルスを用いることだ。そ

こで、採用されるのはレトロウィルス、アデノウィルス、レンチウィルスなどなど。ところが、ウィルスは生体細胞に感染して、病気を引き起こす。いわゆるウィルス感染症。ウィルスの遺伝子が細胞の中に侵入して、細胞の機能を利用し、栄養分を奪って、自己増殖し、病気を引き起こす。インフルエンザなどは、その典型だ。

遺伝子操作に使われるウィルス・ベクターとは病原体を取り除き、感染機能だけを残したものに改造しているという。つまり、細胞に遺伝子を導入するための〝天然の注射器〟だ。しかし、これら〝運び屋〟が凶暴な病原性を取り戻す可能性はゼロではない。

（2）**ガン抑制遺伝子を妨害**：遺伝子組み替え技術を一言でいえば「闇夜に鉄砲」。つまり、「どこに当たるかわからない」。狙いすました遺伝子配列にピンポイントで遺伝子を撃ちこむ。そんな、スナイパーのような技術を連想する。しかし、現実は「下手な鉄砲も数撃ちゃ当たる」。これが、iPS細胞の現実なのである。困るのは、当たってはいけない場所に遺伝子という弾丸を打ち込んだときだ。

その箇所に「ガン抑制遺伝子」があった、とする。そこにiPS遺伝子が打ち込まれる。すると、パソコンで〝上書き〟状態となり、「ガン抑制遺伝子が読みとれなくなる」。するとガンが増殖する。つまり、iPS細胞の作成過程で、ガン防衛という生体防護システムを破壊しかねない。

（3）**ウィルスによるガン化**：当初、iPS細胞の実験動物にガンが多発した。その元凶と一つとされたのが遺伝子〝運び屋〟ウィルスの発ガン性だ。とくに四つの〝運び屋〟のうちの一つ

〝c−Myc〟ウィルスは有名な発ガン遺伝子。それを打ち込めばガンが多発するのは当然だ。山中チームは、これを排除してiPS細胞作成に成功した、という。しかし、他のウィルスにも強弱の差はあれ、発ガン性、病原性は存在するだろう。つまり、ウィルスを遺伝子操作で使用せざるを得ないiPS細胞にとって、宿命のようなものなのだ。

（4）**発ガン遺伝子を刺激**：弾丸で使用するレトロウィルスは遺伝子を導入する部位が不安定だ。だから、細胞内に潜んでいるガン原因遺伝子を刺激し、活性化させる恐れがある。それだけ、他の細胞にウィルスという〝ピストル〟で他の遺伝子を打ち込む行為は不自然で、危険を伴う。

（5）**ガン防止ブレーキ破壊**：くりかえし述べてきたガン増殖抑制酵素RB、P53の破壊問題だ。メディアや各界の情報では（1）（2）（3）（4）については、議論されている。しかし、この（5）について触れた文献は丹羽博士の著作（前出）以外に、目にした記憶がない。つまり、RB、P53はiPS再生医療の致命的欠陥なのだ。この問題こそiPS細胞の致命傷であり、公になれば、数千億円の研究費どころか、数十兆円もの再生医療理論が吹っ飛ぶことになるだろう。

だから、ひたすら、関係者は貝と化し、亀の如く首を縮める。

（6）**超低効率、超高コスト**：iPS細胞は狙ったら一〇〇%生産できるものではない。その成功率は〇・二%！　九九・八%は失敗。もはや医療とは呼べない。遺伝子組み替え技術の宿命だ。「どこに当たるか判らない鉄砲」。外れのほうがはるかに多い。効率が極めて悪い。コストが極めて高く付くことを意味する。その〝治療費〟は一症例当たり最低でもナント二〇〇〇万円‼「崩壊しつつある現在の日本の保険制度では、そのコストを支え切れないだろう」（『iPS細胞』前出）再生医療の称揚本ですら、iPS医療は保険体制を崩壊させる、と認めている。

人体は万能細胞だらけだ

だいたい、人体は万能細胞で満たされている。

それは赤血球、白血球だ。それらが、日々、傷んだ組織や臓器を修復してくれている。まさに、宇宙が与えてくれた自然な再生医療。こちらは、タダで、安全で、確実だ。（1）から（6）までの恐ろしい欠点とも無縁だ。何もしなくても、人体は自らに備わった自然治癒力で治癒、再生するようにできている。ほっといても病気や怪我は、治るように出来ているのだ。それも、タダ。その秘訣は「食うな」「動くな」「寝てろ」。野生の動物たちは、そうして自ら治している。犬でもネコで知っている。なのに、万物の霊長の人間だけはとんと無知蒙昧。その智慧は、まさに犬ネコ以下なのだ。

政界、学界、業界は、なのに数千億円もの予算を投入して、それを〝開発〟するという。その心理が、まったく理解できない。それは、バカを通り越して、別名、狂気の沙汰というのではないか（背後で操るロックフェラー一族が腹を抱えて笑っている）。

その一連の〝狂気〟を見てみよう。

①**臓器診断**：「肝臓に遺伝的な疾患のある患者さんがいた場合、ｉＰＳ細胞を作り出すために皮膚の細胞を少しだけもらって、それをシャーレの上で肝細胞に分化させる。その細胞を詳しく調べれば、その患者さんの病気の原因や、治療法が見つかるかもしれない」（『ｉＰＳ細胞』前出）

——肝臓病の最大原因は、食生活とストレスである。しかし、ｉＰＳ細胞をいくらつついても、その患者の飲酒癖や食生活とストレスなど、わかる訳がない。そんな医学のイロハが、現場ではまったく理解されていない。

②**新薬開発**：「たとえば、ある製薬会社の従業員一万人の体細胞からｉＰＳ細胞を作成し、それぞれ各種の組織・臓器の細胞に分化させたうえで保存しておく。それらの細胞に対して新薬が副作用を起こさないかどうかを検査するのだ」（同）

——天を仰ぐとはこのこと。副作用とは細胞・臓器など一部に現れるものではない。人体全体に現れるものだ。それも不自然な手法で再生された一部の臓器・組織の反応のみをみて副作用判定するなど、ありえない。あってはいけない。著者は「予備実験」として提案しているが、コスト面からも想像を絶する金額になるのではないか。

③**皮膚再生**：「火傷などによって皮膚の多くが失われたとき、体外でこの繊維芽細胞を含む皮膚を培養してシート状にしてから再度移植することで治療をうながす、という再生医療はすでに実現している」（同）

——これも噴飯ものの発想だ。すでに傷、火傷などの治療法が劇的に変化している。それは、滅菌消毒せず水で洗ってラップで覆う、という従来とは真逆の方法。それまでの消毒薬（オキシドールなど）が、傷・火傷面の再生細胞（幹細胞！）を殺すことに、ようやく医者たちは気付いた。重度の火傷でも皮膚移植ではなく、ラップで覆い幹細胞の再生を待つ。すると、きれいに表皮細胞が再生されるのだ。こちらは、同じシートでも一〇〇円ショップの台所用シートでＯＫ！

他方のｉＰＳシートは、果たしてお値段はいくらするのだろう？

④**血液製剤**：「感染症の問題は、日本で献血された血液にもあてはまる。このような血液製剤をめぐる問題は、必要な血液成分をＥＳ細胞やｉＰＳ細胞から人工的に作り出すことで回避できるかもしれない。これらの細胞は体細胞と違って無限に増殖する……」（同）

——同書は「血液製剤は、医療現場に欠くことの出来ない大切な医薬品」という。それが根本的に誤りなのだ。血液製剤も輸血も、有害無益で不要である。それは、近代医療の最大の失敗だった（参照『血液の闇』共著　三五館）。

⑤**人工血液**：「ＥＳ細胞から血小板などのさまざまな血液細胞を作成することは可能になった。では、これらの細胞をｉＰＳ細胞できくることの意義は何だろうか？」「それが『患者自身の細胞』から造られるということだ」（同）

——ｉＰＳ細胞等で人工的に血液を作ろうとする発想が驚天動地。人体は、放っておいても、食物や体細胞からかってに血液はできている。さらに、あらゆる血球細胞は、他の血球細胞に変化する。だから、研究自体が無益というしかない。

⑥**人工精子**：二〇一一年八月四日、京大チームがマウスのiPS細胞から精子を作り出したと発表。その精子でマウスを誕生させせた、と米科学誌『セル』に掲載。製法はiPS細胞を培養しマウスの精巣に移植したところ、一〇週間で精巣内で精子に変化したという（本当か⁉）。リーダーの斎藤通紀教授は「現時点ではヒトのiPS細胞から正常な精子を得るのは困難だが、不妊症の原因解明や治療につながる可能性がある」と語っている（『東京新聞』二〇一一年八月五日）。

——ガン化などのリスクはクリアされるのか？　これが加速されると〝人造人間〟すら出現しそうで恐ろしい。ベストの不妊治療は夫婦そろってファスティング（少食、断食）である。子どもは、いやでも産まれる。こちらを、おすすめする。

⑦**神経再生**：脊髄損傷患者の中枢神経を回復させることができれば「非常に多くの人々が車椅子やベッドから解放されるはずである」「iPS細胞から作った神経細胞を、外部から損傷箇所へ移植して再生を試みる……」（同）

——気持ちはよくわかる。しかし、iPS細胞で神経組織を再生させれば、ガン化リスクは避けて通れない。さらに成否は、最後まで運まかせ。莫大な費用は誰が負担するのか？　それより、人体には必ずバックアップ機能が備わっている。ファスティングが、それを加速する。神経組織も例外ではない。神経が失われてもリハビリ、訓練などでバックアップ神経は奇跡的に再生してくる。そちらを優先させるべきだ。

⑧**臓器再生**：「さまざまな組織に対する再生医療が現実になったころ、それらの複合的な技術と

して生まれる可能性があるものなのだ」（同）

——それは、臓器とは組織と組織の統合体だからだ。だから、iPS細胞で均一の組織細胞を作るのとは、レベルが桁外れに異なる。

「培養細胞だけで、すべての構造の再現を目指したらどう少なく見積もっても、あと五〇年はかるだろう」（同）

——これは、別の表現を借りるなら〝不可能〟という意味である。しかし、マスメディアは、その事実を一切、報道せず「将来は自分の臓器を取り替えて、不老不死すら夢ではない」などと煽る。もとい、マスコミが煽っているようで実はロックフェラー医療マフィアたちが、煽り、大衆〝洗脳〟を加速しているのだ。

ブタ体内で人間臓器を作る!?

「人間の皮膚を持つサルなどがあらわれるかも……」

ショッキングな未来に懸念を示すのは『東京新聞』（二〇一二年一〇月一一日）。

その見出しは「再生医療、危うい倫理——動物で人の臓器育成、応用境界あいまいに」。たとえば、ブタの体内で人間のすい臓を作る……という研究などが、すでに行われている。それは「人間のiPS細胞を臓器になる前の『前駆細胞』にして、すい臓ができないように操作したブタ胎児に移植手術する。その胎児が成長すると……〝人間のすい臓〟を持ったブタになる」（！）。

もはや、異様なSF映画の世界だ。

横浜私立大の研究スタッフは、二〇一二年六月、「マウスに人間の肝臓を作った」と発表し、学界を騒然とさせた。そんなことが可能なのか？

「人間のiPS細胞を肝細胞の一歩手前の細胞に変化させ、血管を作る細胞などとともに培養。これをマウスの頭部に移植した。すると人間の血管網ができ、大きさは五ミリだが、特有のたんぱく質を作るなど、肝臓の機能を持つ臓器ができたことを確認した」（同チーム）。まさに、想像を絶するアクロバテックな〝研究〟である。こうなると、もはや動物と人間の境界すらあいまいになる。はたして、やってよい研究なのか否か？

「倫理的な課題が浮上してきた」と同紙も警鐘を鳴らす。

未知の分野にチャレンジしたい、という情熱は研究者の性《さが》でもある。しかし、生命操作は、思わぬ〝モンスター生物〟を産み出しかねない。すでに、遺伝子操作の世界では、植物にホタル等の遺伝子を組み込んで〝光る作物〟などを作り出している。植物と動物の遺伝子交配など、神（自然）ですら為さない、禁断の領域だ。

それは、遺伝子汚染（ジーン・ポリューション）など、取り返しの付かない厄災をもたらす……と警告されている。再生医療の分野でも、〝怪物〟を生み出す恐れはないのか……。自然に反する行為は、自然に反する結末をもたらす。

それは、原発の惨劇でも明らか。研究者は、心すべきだろう。

再生医療は幻の〝宝の山〟

「再生医療着実に前進」「iPS細胞技術で、創薬実現を」（『東京新聞』二〇一三年一〇月六日）

これは、iPS細胞ノーベル賞受賞から一年を期して、山中教授へのインタビュー記事の見出し。「iPS細胞技術を使った創薬は、より強力に進めたい。何百という病気が創薬対象になる」と山中教授。まるで、製薬会社のトップのような発言だ。

一方でこうも述べている。

「この一年で恩師や友人などをなくし、悲しみに直面した。病気の解明や治療に貢献したい気持ちがより強くなった」

しかし、彼の口から出るのは再生医療万能論であり、薬物療法至上主義である。

再生医療もクスリも病気を治せない。病気を治すのはいうまでもなく本人に備わっている自然治癒力なのだ。しかし、それに気付けば、恐らく将来、数十～数百兆円もの利益収奪も夢ではない再生医療という〝宝の山〟は崩壊してしまう。

・iPS細胞治療費二〇〇〇万円ナリ

非現実的なコストの馬鹿高さ

iPS細胞の再生医療は、非現実的である。

遺伝子操作の不自然性や発ガンリスクの他、忘れてはいけないのが、コストの異常な高さだ。iPS細胞研究で有名な高橋政代氏（理研）は、関西で高校生を相手に講演した時、会場から次のように質問を受けた。

「iPS細胞の再生医療で手術を受けると、いくらかかるのですか？」

これに対して、高橋研究員は即答している。

「二〇〇〇万円です」

高校生たちが、驚愕して静まり返ったのは、いうまでもない。

こんな治療を自腹を切って受けられる人など、日本には極めて限られた人しかいないと言ってよい。

iPS細胞の再生医療で、現在、挙げられている治療対象は、網膜、パーキンソン病、ミニ肝臓などしかない。

そのiPS治療費が二〇〇〇万円では、まさに非現実の極致。保険に適用したら、一気に保険制度は崩壊する。

断食こそが最高の再生医療

山中教授は、それでも楽観視している。

「最大のカギは、有効性を示すこと。日本の技術はすぐれているから、多くの企業が参入すると間違いなく、コストは下がる」

目標は一〇分の一の二〇〇万円。それでも、高すぎる。関係者の金銭感覚を疑う。

「父を肝臓病で亡くした。もう少し早かったら、と思うが、今も、どんどん亡くなっています」（NHK『クローズアップ現代』二〇一三年一二月六日）

その気持ちもわからないではないが、肝臓病の最大原因は解毒能力を越えた負荷のかけ過ぎ。なら、ファスティング（少食、断食）で肝臓を休ませれば劇的に肝臓細胞は回復、再生する。他のあらゆる組織、臓器も見事に再生する。つまり、もっとも効果のある再生医療は「断食」なのだ。

山中教授をはじめ、iPS研究チームには、この断食の効用の知識はゼロ。それを知ったら、iPS研究など、馬鹿馬鹿しくて、やってられなくなるはずだ。

iPS治療は、二〇〇〇万円。ファスティングは、タダというより食費も浮く。

あなたは、どちらが賢いと思うだろうか？

この道はいつか来た道……

（表14） はiPS細胞を使った臨床研究の一覧である。

iPS細胞から心筋組織、神経幹細胞……などを作成し、それを患者の再生医療に活用する、という。私は、この一覧を見ると「既視感」（デジャビュ）を覚える。

……この道は、いつか来た道、ああそうだよ……。

■真の「再生」医療はファスティングだ

対象疾患	iPS細胞から育てる細胞など	開始時期
心不全	心筋	3～5年後
脊髄損傷	神経幹細胞	5年以内
パーキンソン病	ドーパミン産生神経細胞	3年以内
白血病	造血幹細胞	7～10年後
筋ジストロフィー	骨格筋	7年後以降
変形性関節症	骨・軟骨	7年後以降
糖尿病	すい臓β細胞	5年後以降
角膜疾患	角膜	4年以内
網膜色素変性症	視細胞	3～4年後
血小板減少症	血小板	3～4年後

※文部科学省が2月に発表したiPS細胞研究工程表などから作成

表14　iPS細胞を使った臨床研究

（出典『東京新聞』2013年8月17日）

童謡のフレーズが耳の奥で聞こえてくる。抗生物質、抗ガン剤、放射線治療、臓器移植、ワクチン、遺伝子治療……われわれは、何度、同じことを繰り返してきたことだろう。

そして、また「既視感」で眼の前に繰り広げられるパラレルワールドに、一歩足を踏み出そうとしている。

その心はすでに支配されている。医療信仰という強信（狂信？）によって――。

あなたは、現代医療の神が〝死に神〟であることなど、まったく知らない。

現代の病院が〝死の教会〟であることなども。

病院がストをしたら死亡率は半減する。人類二人に一人は病院で〝殺されている〟ことも知らない。

近代から現代にわたった人類の医療を完全支配してきたロックフェラー一族は、クスリを絶対飲まないことも、現代医学の医者を一人も近付けないことも、知らない。

〝かれら〟が唯一信頼するのは自然療法のホメオパス医師のみなのだ。

ここで山中教授に、二つの言葉を送りたい。

一つは、「人間は生まれながらにして、自らの内に百人の名医をもっている」

これは古代ギリシャの医聖ヒポクラテスの箴言《しんげん》である。

「百人の名医」とは自然治癒力であることは、いうまでもない。

もう一つは、「ファスティング（断食）は万病を治す最上の妙法である」

これは、古代インド以来、五〇〇〇年以上の歴史を持つヨガの教義である。

山中教授は、恐らくこれらを知らないのではないか？

つまり、余剰の食を絶ち自然治癒力を高めれば、自ずと万病は消えていく。

再生医療など笑止千万である――。

第7章　弾圧の闇から復活！ 千島・森下学説——食は血となり肉となる——

ウィルヒョウの〝呪い〟に一穴が開いた！

赤血球が体細胞に変わってる！

千島は、驚愕事実を発見した。

「赤血球が他の細胞に変化している……！」

顕微鏡下は、ニワトリ胚子生殖腺の鮮明な影像。その中で血球が、他の生殖細胞に変化する様がはっきり確認できた。一九四〇年、九州大学農学部、研究室での出来事だ。

生物学に明るくない向きには、なんのことやら判らない。その衝撃は伝わりにくい。

従来、——細胞増殖は、細胞分裂による——というのが定説であったし、今もほとんどの生物学者、医学者は固くそう信じている。あなたは、学校でそう習った記憶があるだろう。それは、次のような定理が、近代生物学から医学界を貫いているからだ。

「細胞は細胞分裂のみで生じる」（独ルドルフ・ウィルヒョウ著『細胞病理学』一八五九年）

だから、赤血球は、赤血球細胞の分裂のみから生じる。一個の赤血球が増殖して無数の赤血球になる。つまり、赤血球は、赤血球以外に変化するはずがない。ところが、顕微鏡下では、赤血球細胞が、あたりまえのように他の体細胞に変化する様が映しだされていた……。

ウィルヒョウは、〝近代医学の父〟と称賛される巨人だ。その彼が打ち立てた根本理論。

「細胞は細胞から――」

以降、近代生物・医学の根本原理として盤石の地位を確保している。それは、もはや近代科学の絶対律である。研究者にとって、眼前に遥か聳える絶壁のようなもの。それに挑むこと、それは学者生命を失うことと同義であった。

『細胞病理学』発表以降、ウィルヒョウ理論は、近代から現代にかけて、世界のあらゆる文献、教科書の中枢で眩しく輝き続けている。ウィルヒョウのセントラル・ドグマ（中枢教義）だ。

しかし、その権威に跪拝《きはい》する素振りを見せながら、うつむいて密かにつぶやく研究者たちもいるのだ。

「〝ウィルヒョウの呪い〟め……」

見てはいけないものを見た

冒頭、「赤血球が他の細胞に変わる」一瞬を目撃。思わず声を上げた主は千島喜久男・九州大学農学部助手。すでに四一歳。学位もない遅咲きの学者であった。

千島は顕微鏡の前で呆然自失した。今、観察したようなことはありうるのだろうか？

それは、彼が学んできた生物学を根底からくつがえす現象だったからだ。当然、彼が義務教育から大学にかけて学んだのは「細胞は細胞分裂のみで生じる」という絶対律である。

そこでは――赤血球が他細胞に変わる――などという魔法のようなことは、絶対ありえない。あってはならない。しかし、千島は、赤血球が他細胞へ変化する様子を目撃したのだ。それは、白日夢では断じてない。彼は研究室の一隅で、声を失い座り込むばかりであった。

彼は当時「鶏胚子生殖腺」を博士論文テーマとしていた。博士号をとれば、ようやく一人前の学者として社会的にも認知される。当時は日中戦争の最中。さらに太平洋戦争の前年、まさに国土は戦争一色に覆われていた。物資も窮乏のおり、千島は研究材料として比較的に手に入りやすいニワトリの卵に着目したのだ。

ここでいう「胚子」とは、どんなものだろう？

生物の卵子と精子が受精して受精卵となる。「胚子」とは、それから八週間までの状態を指す。それを研究する学問が「発生学」である。生物の原初の形態が観察できる。学問的にも重要な分野である。

千島は顕微鏡で胚子の生殖腺を観察していた。この部位は、次世代を形作る原始生殖細胞（卵子・精子）が存在する。生物学の研究テーマとしては実に興味深い場所だった。

神が与えてくれた仕事

実験室で千島は眼をこする思いで何度も顕微鏡をのぞき直した。

しかし、画面では赤血球が、平然と、他の細胞に姿を変えていく。半信半疑で首をかしげながらも、それが彼の人生を根底から覆すような〝大発見〟であることなどとは思いもしなかった。しかし、彼は〝見てはいけないもの〟を見てしまったのだ。

「生殖細胞は分裂増殖して、子々孫々に伝わるものと学説では言っているのですが、（千島）教授がそこで見たものは、その定説と違った事実だったのです。つまり体細胞の一種である赤血球が、あきらかに生殖細胞へ移行し分化していたのでした。千島教授は、その事実に唖然としました。そして、自分の眼や頭を疑ったのです」（『千島学説入門』忰山紀一著、地湧社）

実直一途の千島教授は困惑した。ショックだった。「赤血球が生殖細胞に変化する」なんて……。ありえない。なにかの見まちがいだ。実験をやりなおさなければ……。

千島教授は何百枚もの顕微鏡用標本（プレパラート）を作成し、入念に顕微鏡をのぞき続けた。しかし、どんなに調べても「胚子細胞は分裂で増殖せずに、赤血球から分化（変化）」していた。

「これは、大変なことになった。生物学は、その第一ページから書き直されなければならぬ。神は私に大きな仕事をさせようとしている」

千島教授は自宅で、かたわらの夫人に、つぶやいている。

一刻者の研究者であった千島は、以来、ただ眼前に観察した事象を正確に記録にとどめた。ただ、黙々と観察を続け、黙々と記録を重ねた。

「論文を取り下げてくれないか？」

学位請求論文で提出！　逆立ち！

彼は、論文の指導教官（主査）でもある丹下教授にもこの事実を報告した。顕微鏡標本を見せた。しかし、その返答は案外、そっけないものだった。

「世界一流の学者の説を覆すような大問題を、君が一年や二年の研究で解決できるはずがない。もっと研究してみたまえ」

めげずに、血球の卵内培養や胚体内での血球分化を繰り返す。そして、教授は「赤血球の体細胞への変化」を「間違いない」と確信にいたった。丹下教授にも懇切を尽くして説明し、説得した。指導教官も、ついにうなずいた。

「この研究を『学位請求論文』として提出してもよいよ」

千島教授は、自宅に飛んで帰るや、嬉しさのあまり逆立したという。その欣喜雀躍《きんきじゃくやく》ぶりが伝わってくる。

敗戦後、一九四七年九月、大労作の研究論文が完成。九州大学農学部に正式提出された（題名：『鶏胚子生殖腺の組織発生並びに血球分化に関する研究』）。

千島は、その結果を胸をときめかせつつ待った。しかし、事態は異様だった。何の反応もない。そうして、提出後、二年が過ぎ、三年が過ぎた。しかし、論文審査は一向に進んでいる気配はない。その間に、千島は、岐阜農林専門学校に赴任している。

いろいろ問題があってね

その当時のやりとりは生々しい。

丹下教授に問い合わせる。

「どうなってますか？」

「一部の人から論文内容に反対意見があるので、様子をみとるんだ」

「反対意見とは、誰がどういうことを言われているんですか？」

「それは、今は言えんよ」

「論文主査である丹下教授、あなたは、この論文をどう思っておられるんですか？」

「具体的に反対はない。パスさせようと思っている。だが、いろいろ問題があってね……」

実は、学位請求論文は、正式受理すると四か月以内に指導教授に審査報告すべきという規定があった。

平岩教授は、丹下教授の主査に次ぐ副査であった。

同教授は、当初、千島には、こう告げている。

「この審査には、私も相当期間、勉強してかからなければならぬから日時を要すると思います」

それから、なんと四年が無為に経過してしまった。さらに「自分は、この論文をパスさせる自信がない」と平岩教授は論文審査委員から降りてしまった。

さらに、それを理由に丹下教授の口から思わぬ言葉が飛び出した。

「あの論文を自発的に取り下げてくれないか？」

千島は、耳を疑い、血が逆流する思いだった。彼は真正面から抗議した。

「長い間、私の論文を手元に置き、私に対して、一回の疑義も洩らさず、審査員を辞退することは割り切れない。いやしくも大学における生物学教授ともあろう人が、研究成果に対して、もう少し、批判する自信と権威があって然るべきでないですか！」

「平岩教授は辞退したんだ。だから、意を曲げてあの論文を取り下げてほしい……」

丹下教授は、絞りだすように訴えた。


それは断じて出来ません！


そこで情に流され、唇かんで、論文を取り下げていたら、千島学説は後世に残ることはなかった。千島喜久男は、顔を上げてハッキリ言い放った。

「私の書いた論文に、事実なり論理に対して不備な点を具体的に示されもせず、うやむやのうちに葬り去られるような要請には、私の学問的良心からそれは断じて出来ません！」

さらにたたみかける。
「論文が教授会で通る、通らないは最早、問題ではない。だから、とにかく私の仕事に対して、九州大学としてのはっきりした判断、処置をとっていただきたい」（『千島学説入門』前出）
その毅然とした態度に、九州大学教授陣は、凍り付き、固まってしまった。
以来、なんと問題の千島論文は、約一〇年間も、日の目をみることはなく、店晒《たなざら》しのまま、放置された。
「日本の旧帝大で、このような長期にわたる学位論文審査の放置は例のないことでしょう。なぜ、審査されなかったかと言えば、千島論文を認めると、生物学、遺伝学、細胞学、血液学などの定説が、根本から覆ることになり、九州大学はもちろん、他の大学からも強い圧力がかかり、通過が阻止されたためだったのです。そのことは後年になってわかりました」（同書）
つまり、千島論文は、日本の学界を恐慌状態に追い込み、それゆえに九州大学に「千島論文を通すな！」という強固な圧力がかかっていた。だから、丹下、平岩両教授も窮地に追い込まれ、最後は論文取下げを懇願してきたわけだ。

論文は完璧で否決不能

実は、解決策が一つだけあった。

九州大学側は論文を否決すれば一件落着となるはずだった。しかし、否決には根拠が必要となる。千島論文をいくら徹底精査しても、まさに完全無欠。非の打ちどころがない。

「九大は、否決はできないし、また、いろんな圧力があって裁決はできないし、ジレンマのうちに一〇年間が過ぎたのです」(同書)。

まさに、一幕物のドラマである。

大学教授といえども人の子。自己保身に右往左往する様がすけて見える。かれらの憔悴狼狽ぶりが無様《ぶざま》なだけに、毅然とした千島教授の態度が、まぶしいほどだ。

こうして、一本の論文は、戦争直後の日本の生物学界だけでなく、恐らく医学界にも激震を与えたはず。千島の顔は写真で見る限り温和で優しげである。どこに、日本の学界を敵に回して、凜として、立ち向かう気迫があるのかとすら思える。

しかし、こうして千島は、決然と既成の学界と袂を分かった。

孤高の学者として独立独歩、その後の研究者人生を歩き続けることになる。この事件は、近代科学の高峰、千島学説を形成する第一歩の礎となったのである。

まさに、苦難が人をつくる。艱難《かんなん》が歴史をつくる。

科学史を根底から覆す八大発見

近代科学をも粉砕する

その後、千島は昼夜を分かたぬ研究の日々を続けた。既成学界による反撥《はんぱつ》は、逆に持ち前の頑固一途の性格に火を付けてしまったようだ。刻苦勉励、不撓不屈《ふとうふくつ》……。こうして千島は、以下の歴史的な八大発見をなすにいたった。それらは近代医学どころか近代科学をも粉砕するほどの破壊力を秘めていた。

（1）**赤血球分化説：赤血球が白血球となる**（一九四九年『動物学雑誌』五八巻二号他　発表）。

（2）**腸管造血説：血は腸で造られる。**

正常状態では腸絨毛で「食」（食物モネラ）から作られる（一九五三年、『慶応大学医学部』英文雑誌他に発表）。

（3）**赤血球の可逆分化説：体細胞は赤血球に戻る。**

饑餓、栄養失調、大量出血後、病気のときには、各組織の体細胞が、赤血球に逆戻りする。

（4）**病的組織の血球由来説：ガン細胞、炎症、肉腫も、赤血球がそこに集まって、病的な細胞、組織に変化したものである。**

（5）**バクテリア自然発生説：有機物を母体に自然発生する。**

バクテリアは、まったくその種（個体）が存在しない場所であっても、有機物を母体として、自然に、湧くように発生する。

(6) 毛細血管開放説：先端は開いており、そのため赤血球はあらゆる体細胞になれる。

毛細血管の先端は開放されており、赤血球が組織のすきまに自由に出られるため、赤血球は全ての体細胞に変化できる。

(7) 細胞新生説：細胞は分裂増殖するのではない。有機物から形成される。

卵白、卵黄、赤血球、食物の消化物、その他の有機物から新たに形成される。

(8)「集合・融合・分化」説：微生物や細胞は融合合体して進化している。

原生動物や、ある種の細胞は、それぞれバクテリア、クロレラ、赤血球（無核・有核）、粘菌アメーバ、卵黄球などの「集合・融合・分化」のAFD現象によって新しい段階に発展、進化して、生じる。

――以上が千島学説の八大骨子である。

中でも**「血球可逆説」**、**「腸管造血説」**、**「細胞新生説」**は千島学説の三本柱とされる（『いのち自衛：革新の医学者千島喜久男遺文』二〇〇八年、けんこう村、参照）。

理論を優先し真実をねじ伏せた

「初めて知った！」という方が、ほとんどだろう。

とくに、生物学者、医学者の衝撃は、想像にあまりある。

その反応は、容易に想像できる。

「嘘だ！」「ムチャだ！」「ありえない！」

まじめな研究者ほど、この本を床に叩き付けたくなったはずだ。

しかし、考えてもみてほしい。

事実と理屈とどちらが正しいのか？

現実と理論のどちらが正しいのか？

どんな科学者でも「事実、現実である」と答えるはずだ。

ところが、千島教授は顕微鏡で、赤血球が他の体細胞に変化する様子を観察している。それも、何百回と同じ現象を確認し、確信を持ったのだ。この事実を学位請求論文に記載して九州大学農学部に提出したら、どうなったか？

その顚末はすでに記した。九州大学側は「理屈・理論」を優先し、「事実・真実」を圧殺したのだ。真摯な研究者であった千島教授が、承服できる訳がない。

さらに、九州大学側は一切、一点の批判すら千島論文に加えることが不能だった。

それほど完璧だったのだ。否定のしようがない。しかし、認定すれば我が身が危うい。

そこで、一〇年以上も店晒しにしたのだ。姑息、卑怯……例える言葉がない。

白衣の〝記憶ロボット〟たち

千島学説の三本柱のうち**「血球可逆説」**、**「腸管造血説」**の二本は、とりわけ明解だ。なんども書いているように――食は血となり肉となる――。古来、人類があたりまえと思ってきた命の真理を、あたりまえに説いている。食べた物が血になり、それが体になる。

しかし、近代から現代にいたる学者たちは、それすら理解できないのだ。

私はあきれ果て、声をなくす。エライ先生方の頭の中身は、どうなっているのか？

彼等は異口同音に胸をそびやかして、こう答えるのだ。

「教科書には一行も書いていない！」

これで、彼等の頭の中身がハッキリわかる。彼等の脳味噌は、たんなる記憶マシーンなのだ。その思考能力は、絶無に近い。もし、考える力がカケラほどもあれば、肉は血となり食となる……ということも、たちどころに理解できるだろう。

〝かれら〟の正体は、白衣を来た〝記憶ロボット〟にすぎないのだ。

iPS、STAP珍騒動の原点

しかし、彼等は「体細胞が血球細胞に戻ることは、絶対に有り得ない」と言い張る。

その理由を問えば「エビデンス（証拠）がない！」とお決まりの台詞を吐くだろう。

こういう輩《やから》には、付き合うのもゲンナリしてくる。当時の千島博士の絶望的な心境も理解できるというものだ。

証拠なら、身の回りにいくらでもあるではないか。

たとえば、女性の生理だ。卵子の受精・着床に備えて海綿状に肥大した子宮内膜が、未受精だと、組織の一部が変化し、経血として排出される。まさに、体細胞が血液にもどっているではないか？

そもそも、太った人が痩せたとき、遭難した人が救出されたとき、その肉や脂肪など体細胞が、どこに消えたのか？　どうして無くなったのか？　この「血球可逆説」に立たなければ、永遠に合理的に説明できない。

iPS、STAP細胞をめぐる珍騒動の原点もここにある。

現代科学では「血球は万能細胞ではない」「血球は体細胞にならない」「体細胞は血球に戻らない」。これらは、すべて「……コトになっている」という〝コトの理論〟で片付けられている。

「骨髄造血説」の悲喜劇

悲喜劇を生み出しているのが「骨髄造血説」である。

それは、鳥の骨の一部が「細胞可逆」で骨髄細胞から血球細胞に戻る現象を観察したにすぎない。それを、「血は骨から出来る！」と速断した過ちである。過ちであれば、改めればよい。なのに、ひとたび、それが教科書に載るや、まさに絶対不可侵の〝鉄理〟に化けてしまう。だから、学問とは恐ろしい。愚かしい。

「はっきり言って、バカですよ」

現代医学者を笑い飛ばすのは大沼志郎博士（名古屋、ナチュラルメディスン会長）

「骨髄造血なんて、とっくに破綻していますよ。腸管造血に反論一つできない。それでも、かれらは必死でしがみついている。そして、とんでもない悲劇も起こっています」

と警鐘を乱打する。それは、白血病治療で行われている「骨髄移植」だ。

「白血病は、『血液のガンだ』というのがその根拠。白血病患者の血液はガン化しているので、骨髄移植で新しい血液を造らせる……というリクツです。まったく、バカげている。だって、血は骨でなく腸で造られるのに！」

「骨髄移植」とは一種の臓器移植。極めて不自然で、アクロバティックな治療法だ。当然、患者の体内では免疫拒絶反応などが起きる。それを、抑えるために、猛毒ともいえる免疫抑制剤を投与……と、疲弊した患者は、さらなる治療攻撃で、疲弊し、次々に死んでいく。「骨髄から血はできる」と盲信した結果、こんなトンデモナイ行為が、「標準治療」として堂々とまかり通り、白血病患者を次々に〝虐殺〟しているのだ。

白血病はガンではない！

白血病の〝治療〟には、ダブル、トリプルの悲喜劇が重なる。

「そもそも、白血病はガンではありません！」

大沼博士は、明快に断言する。

これを補足して、一九五七年および五八年、神奈川県下の代表的養鱒場（座間）と養鶏場（二宮）における養殖動物・白血病を餌料を変えるだけで完全に鎮静化したこの領域の専門家・森下博士は言う。「白血病細胞自体がガン細胞その物とは断定できないにしても、末梢血液空間における老廃組織片の拙速蝟集的細胞化と血中への異常放出は〝ガン症状〟と言うべきでしょう」と。

大沼博士によれば、白血病とされている症状は、患者は究極のストレス、疲弊状況にあり、白血球の一種、顆粒球が免疫力を高めるために必死で増殖している状態だという。

だから、高熱が一定期間が続くのは当然である。その間、患者は確かに苦しい。辛い。しかし、問題は発熱ではない。発熱という症状は、治癒反応なのだ。もっとも必要なのは、絶対的な静養である。まさに「食うな」「動くな」「寝てろ」だ。すると、いやでも疲労困憊した白血球は、新たな白血球によって交替され、次第に熱も下がってくる。ところが、医者は高熱が続き、たんなる疲弊した白血球が観察されただけで、自動的に白血病と〝診断〟する。そして、次に行う措置が恐ろしい。

なんと、強力な解熱剤を投与するのだ。医者は「熱を下げるのが治療」だと信じきっている。まさに、医療ロボットだ。解熱剤（消炎鎮痛剤）は、「絶対に打ってはいけない」と安保徹博士（元新潟大学・医学部教授）は、警告する。

なぜなら、それは「血流阻害することで、痛みを止めている」からだ。ガンをはじめ、万病の元は、組織・器官の低酸素・低体温・低血流から発生する。つまり、解熱剤は、発ガンから万病までを引き起こす。まさに禁じ手の治療法なのだ。

一〇人に九人毒殺、悪魔の薬

ただでさえ高熱で苦しむ白血病患者が、どういう末路をたどるか？

症状の悪化進行はあたりまえだ。ついで、医療ロボットたちは患者に第二の〝猛毒の矢〟を打ち込む。それが抗ガン剤である。ガンでない患者に、抗ガン剤を打つ!?　もはや、ブラック・コメディだ。抗ガン剤は、たんなる猛毒であり、ガンを治す効果は、いっさいない。それは、監督官庁、厚労省の担当K技官ですら、私の取材にハッキリ認めている。

治せないと分かっているのに、ガン患者に猛毒を打っている。さらに、その猛毒で亡くなるガン患者が「大勢いらっしゃる」と〝虐殺〟の事実も認めた。

さらにK技官は「抗ガン剤は大変な発ガン物質です」と驚愕証言をした。ガン患者に猛烈な発ガン物質を投与したら、新しいガンが発生するのではないか？

「そういう患者さんが大勢いらっしゃる」（K技官）

もはや、笑う気力も無くなる。

最後の止めは、超猛毒の抗ガン剤〝マイロターグ〟の登場だ。

その臨床データに、血が凍った。

「投与した白血病患者九〇・五%が死亡！」

つまり、白血病患者一〇人中九人を毒殺、悪魔の薬という呼び名がふさわしい。その殺人パワーに恐れをなし、製造元ファイザー社は、アメリカでの販売を自ら取り下げたほど。しかし、日本では、今日も、その超猛毒が疲弊した白血病患者の腕に注射されている。ファイザーは、なぜ日本での販売を続行したのか？　その理由は、すぐにわかった。

このマイロターグの薬価は、一グラム、なんと四八〇〇万円！　爪先の量で、豪邸が建つ。こうして今日も、白血病患者一〇人のうち九人を苦悶の中で毒殺し続けている。

「細胞新生説」細胞は〝無〟から生じる

有機物から新たに形成

千島学説の三本の柱で、もっとも議論を呼ぶのが、**「細胞新生説」**だろう。

「細胞は〝無〟から生じる」というのだ。これこそ、驚天動地。なにしろ、既成学者にとって、天と地がひっくり反るなんてものじゃない。

それこそ、「細胞は細胞から生じる」というウィルヒョウ理論や、ダーウィンの進化論（『種の起源』一八五九年）をも吹き飛ばす理論だ。

それは、近代生物学から医学まで、根底から破壊しつくすメガトン水爆並みの威力を秘めた理論なのだ。

九州大学の教授陣が、顔面蒼白、恐れをなしたのも十分に理解できる。

「細胞は分裂によって増殖するというが、医学・生物学の基礎になっているが、それはただしくない。細胞は、細胞構造を持たない有機物から新たに形成される」（千島博士）

既成の学者たちは、耳を疑い、嘲弄、嘲笑するだろう。

何しろ、自説を発表すると、学界からは「精神鑑定の必要あり」とまで、揶揄されたという。

酒向猛博士の慧眼

しかし、事実関係を冷静に見守ってきた研究者もいた。

それが酒向猛医師（医学博士、前出）である。彼は「歴史をさかのぼると、生物学が袋小路に通じる迷路に迷いこんでしまった」と指摘する。

そして、その分岐点は一九世紀のウィルヒョウにあると指摘するのだ。

「ウィルヒョウが独断と偏見で決めてしまった生物学理論を、生物学者たちは御本尊様にして、毎日礼拝しているのだ」（『隠された造血の秘密』前出）

やはり、諸悪の根源は、ここにあり。ウィルヒョウの別名は〝近代医学の神様〟。文字通り、それ以降の医師、研究者たちは、〝神〟をまさに礼拝して、今日に至るのだ。

九州大学の教授たちが千島論文に震え上がったのも無理はない。

それは、御本尊様の権威をことごとく打ち砕く内容に満たされていたからだ。

まさに、神を神とも思わぬ所業。周囲の信奉者の憔悴狼狽も当然のことである。かくして、ウィルヒョウの呪いは、過去、二世紀近くも生物学・医学を呪縛してきた。

「その呪縛に気付けば、生物学は一気に新しい革新の時代を迎えると確信する」（酒向医師）

ルドルフ・ウィルヒョウ

まず、このルドルフ・ウィルヒョウ（**写真15**、一八二一〜一九〇二年）とは、いかなる人物か？　調べてみると、大変な巨魁《きょかい》であることがわかる。

■誤った「機械論」で医療を歪めた“神様”

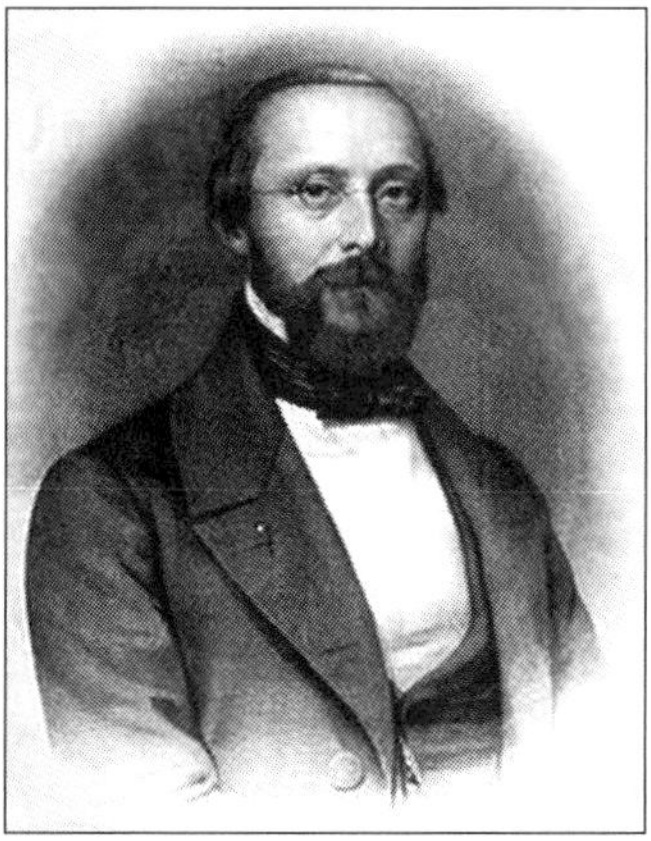

写真15　ルドルフ・ウィルヒョウ

まず、性格は実に攻撃的、好戦的である。

〝生命〟をめぐって、当時の学界では、二つの意見が真っ向から対立していた。

「生気論」vs「機械論」である。

それは、生命の解釈がまったく異なっていた。

生気論：動植物など、生命の営みには物理化学的手法では、解明できない〝非物質〟的な力が働

いている。

——古代ギリシアの医聖ヒポクラテス、ローマ帝国のガレノスらは生気論者であった。ガレノスは、非物質的な生命エネルギーを〝プネウマ〟と名付けている。それは、日本語では〝精気〟あるいは〝霊気〟と訳される。それは、東洋思想でいう〝氣〟に相当する概念である。昨今の言葉でいえば〝プラーナ〟あるいは〝宇宙エネルギー〟などが、それに相当するだろう。

これら発想を嘲笑して登場したのが、「機械論」である。

機械論：生命現象は、純粋に物理化学的法則に従う。目に見えない、生気とか神秘的な自然治癒力は、存在しない。

——当然、ウィルヒョウは後者、「機械論」の立場に立ち、「生気論」者を徹底的に攻撃した。両者の戦いで、「生気論」に分が悪いのは当然だ。「物理化学などを超えた力が存在する」と主張しているのに、「機械論」者は、それを、「科学的に証明してみろ」——と迫ったのだ。

それは、さらに大局的に俯瞰すれば「唯心論」と「唯物論」の対立構図に帰着する。

そして、その先鋒がドイツ生物学、医学界さらに政界で、絶大な権勢を誇るウィルヒョウなのだ。彼は典型的な立身出世主義者で、権勢欲、名誉欲の権化ともいえる人物だった。彼は、政治にも大いに関心があり、政界に進出。当時、鉄血宰相として欧州中に勇名を轟《とどろ》かせたビスマルクに真っ向から舌鋒鋭く論争を挑んでいるほど。こうして、国民的にも絶大な人気を博し、彼はベルリン医学会会長、さらにベルリン大学学長の地位に登り詰めた。

まさにドイツ近代医学の頂点に君臨したのだ。

「ウィルヒョウを現代の日本で例えれば、日本医師会会長に東京大学総長を兼ねており、さらに野党党首クラスの国会議員で、国民的人気があり、有力なノーベル賞候補で、文化勲章受賞者というような人物を想像すればよい」（酒向医師）

ナルホド……とうなずく他ない。まさに、この時点でウィルヒョウは〝神の座〟に君臨したのだ。

「このような人物が発言すれば、その社会的影響力は絶大であり、たとえ間違いであっても、その発言は正論として疑いも持たれず通用することになりそうである。事実、ウィルヒョウの主張は、当時のドイツでは神のごとき権威を持ち、ウィルヒョウの一言が、当時の医学界の方向性を大きく左右したのである」（同）

なんとも……イヤハヤである。

レペシンスカヤ細胞新生説

ところが、「すべての細胞は細胞のみから生まれる」というウィルヒョウ教の教義に、真っ向から異を唱える論文が一九五一年、日本に紹介された。

論文の主は、赤い帝国、ソ連の女性学者レペシンスカヤである。

彼女はニワトリの卵黄球から赤血球が生まれる現象を観察した。そうして「細胞は細胞以外からも生じる」という「細胞新生説」を発表したのだ。

その要点は「細胞間の無構造な物質から細胞が新生される」というもの。

千島も、その説を全面的に肯定し、称賛した。しかし、千島の見解は、さらに突っ込んだものだった。赤血球を新生させた卵黄球は、実は、赤血球の分化や退化によってできたものである。

よって、千島はこう主張した。

「卵黄球と赤血球は相互に移行する」

他方、ウィルヒョウ信者の学者たちは、このソ連の女性学者を「老人」「不器用」「観念的」と痛罵《つうば》、嘲弄《ちょうろう》した。

彼女と文通し意見交換を深めていた千島は、それに対して淡々とかつ鋭く筆誅を加えている。

「細胞が分裂以外の方法で新生するという新事実を、中世紀前だといわれる。しかし、そう言われることこそがオーソドックス（注：通念）を無批判に信仰する中世的態度、ダーウィン以前の思想だと私は言いたい。細胞が分裂でもなく、移動もしないで、その場所に新たに出現する以上、研究者は、その厳たる事実の前に素直でありたいものです。事実こそ最高の権威をもって審判を下すでしょう」（『生物科学』誌より）

教授の予言は正しかった。「細胞新生説」は、その後、細胞内寄生説、ソマチッドの発見などで次々に実証されていくことになる。

千島・森下学説を補強する学説あいつぐ

海水〝輸血〟で犬は元気に

▼「カントンの犬」実験：これは千島博士が生まれる二年前、一八九七年に行われた実験だ。フランスの生物学者ルネ・カントンは「海は生命の始源である」と確信し、歴史的実験を敢行している。それは、愛犬の血液を、海水と入れ替える――という大胆不敵な実験だった。海水は約三・五分の一と血液の塩分濃度に調整された。素人考えでも無茶だ。このような実験を行ったら、犬はたちまち死んでしまうだろう。なぜなら、カントンが行った海水注入は、輸血と異なる。そこには決定的なものが欠けていた。血球成分である。海水で水分と塩分（ミネラル）を補給しても、血球がなければ、犬は生きていけない。しかし、結果は違った。「カントンの犬」は最初はぐったりしていた。しかし、やがて元気を取り戻し、起き上がった。そして、実験前より活発に飛び回って見せた。つまり、この実験は――「薄めた海水」は輸血の代替になる――という証明となった。では、血球成分は、いったいどこから生じたのか？　かんたんなことである。

――肉は血となり食となる――。体細胞が血球細胞に戻ったのだ。ただ、それだけのこと。

これは、まさに千島・森下学説の決定的な証明となる。

しかし、時と場所を隔てて、千島博士とルネ・カントンが出会うこともなかった。

また、博士は、「カントンの犬」実験を亡くなるまで知らなかったようだ。生前の膨大な著述にも、この奇跡の実験に触れた形跡はない。

これも、無理からぬ。カントンもまた千島博士同様に、現代医学界から激しい弾圧と黙殺にさらされた。彼が提唱した海水療法（タラソテラピー）ですら、細々と命脈を保って今日に至っている有様なのだ。国際医療マフィアは、「カントンの犬」実験報道も後世、徹底的に弾圧、圧殺した。だから、千島博士が、同志の学者の存在に巡り合えなかったのも、無理からぬ話なのだ。

〝ニワトリの卵〟の命題が解けた！

▼「ケルヴラン元素転換説」：これも千島・森下学説を補完する有力学説だ。

元素転換説とは、一つの元素が他の元素に転換することを指す。すると、だれでも、原発や原爆を思い出すだろう。この場合は、そうではない。生体内での元素転換なのだ。言い換えれば、核変換である。生体内で一つの元素が他の元素に変換する！　そんなことがありうるのか？　聞いたことがない！　だれでも反発するだろう。それも当然だ。「生体内元素転換説」もまた、不当な弾圧を受け、歴史の闇に葬り去られたからだ。千島学説と、まったく同じではないか。

科学者を悩ませ続けている有名な〝謎〟がある。

それが〝ニワトリの卵〟の命題だ。ニワトリが菜っ葉を食べて卵を産む。ただ、それだけなのに、不可思議な現象が存在する。エサの菜っ葉に含まれるカルシウムを一グラムとする。ところが産まれたタマゴは殻を持つのでカルシウムは一一グラム。差し引き一〇グラムのカルシウムは、いったいどこから来たのだろう？　小学校一年生レベルのクイズだ。しかし、なんと現代科学は、この素朴な問いにいまだ答えることはできない（図16）。

あなたは、信じられるか？　考えられる結論はただ一つ。つまり、カルシウムはニワトリの体の中で生じた。では……。いったい、何から？

ケルヴァランの元素転換説によれば、それは「菜っ葉成分のカリウムがカルシウムに元素転換した」のだ。

■カルシウムは何処から？回答不能の命題

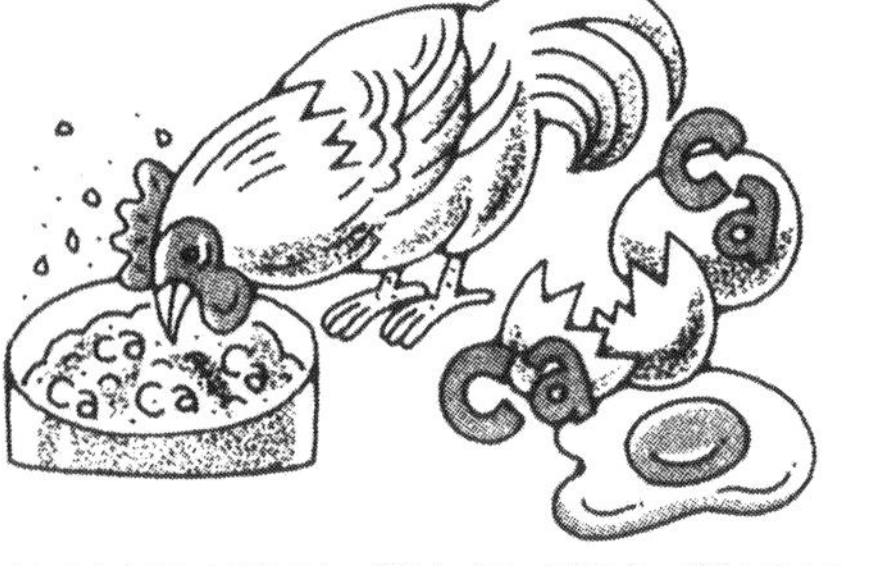

カルシウムをほとんど含まない餌を食べている鶏から、どうしてカルシウム分の多い卵ができるのか？　この疑問に答えた科学者はいない。

図16

（久司道夫『原子転換というヒント』三五館）

既成科学を否定、だから抹殺

ルイ・ケルヴァランはフランスの生化学者である（〜一九八三年）。

彼は仏政府の命を受けて、サハラ砂漠に赴任。現地、労働者の「食物と排泄」を研究するとき、その〝ニワトリの命題〟と同じ謎に突き当たる。生体に吸収される元素と、排泄される元素の収支が合わない！　それは、生体内で元素が、他の元素に転換していること以外に考えられない。たとえば、食物で摂取した以上のカリウムが排泄物から検出される。彼は、食物中ナトリウムが体内で、カリウムに元素転換した……という結論に到達した。それ以外にも様々な元素転換の事実を立証した。それを『生体による原子転換』という著作にまとめた。

学界は蜂の巣をつついた騒ぎとなった。従来の科学の〝常識〟を根底から覆す内容だったからだ。しかし、その論文、著述に非の打ち所はなかった。

実は、このケルヴランの著作は、日本にも即座に紹介されている。翻訳したのは桜沢如一だ。桜沢は、玄米正食マクロビオテックの提唱者として国際的に著名。海外ではジョージ・オーサワの名で知られる。近代日本、「知の巨人」の一人だ。若き医学者であった森下敬一博士は、その弟子だった。ケルヴラン理論を桜沢が日本に翻訳して持ち帰ってきたときの驚きぶりを、昨日のことのように目を細めて語る。

「私たち全員、興奮したもんです。『これで医学も科学もひっくり変えるぞ！』ってね」（笑）

ところが、その後の医学、科学界の反応は、まったく予想外だった。

「まったく何にも変わりゃしない。拍子抜けしたねぇ」

それは、日本の科学界だけではない。全世界の科学も医学も、この元素転換説でもピクリとも動かなかった。なぜか？　同説は、〝見えざる力〟によって完璧に叩き潰され、歴史の闇に消えたのだ。まるで、千島学説がたどった運命と同じではないか？

ケルヴラン学説は、一時、ノーベル賞候補にまでなったという。

しかし、一転、抹殺された。いったい、誰の手によって？　私は米軍部が関与しているとにらんでいる。同学説が米軍関係の科学誌に掲載されているからだ。抹殺の背後にロックフェラーなど医療マフィアが隠然と存在することも、またいうまでもない。

生体内元素転換を認めたら、それまでの生物学・医学は根底から成り立たなくなる。すると、その上に築いた盤石の製薬・医療利権も大崩壊する。よって、超巨大権益を守るためにケルヴラン学説は学界どころか地上から葬り去られた。

だから、以降、メディアや教育でも、「元素転換説」をとりあげることは絶対タブーなのだ。ただ、熱意ある良心的な学者、市民たちが、細々と同学説の灯をともし続けて今日に至る。これもまた、千島学説と同じだ。

緑の草が赤い血になる理由

この「生体内元素転換説」は、前出の〝ニワトリと卵〟の命題を解くだけではない。

さらに、興味深いのは「植物と動物」の関連を鮮やかに立証するからだ。

――「緑」の草を食べて、どうして「赤」の血が生じるのか？

動物は緑の植物を食べて、赤い血液を得る。つまり「葉緑素」（クロロフィル）が「血色素」（ヘモグロビン）に転換している。この仮説は実に面白い！　ワクワクするほどスリリングだ。

草食動物は腸の壁一枚を隔てて「緑（葉緑素）」と「赤（血色素）」の異なる世界に仕分けられ

■緑の植物が赤い血になる謎が解けた…!?

①クロロフィル（葉緑素）

【植物の体内】

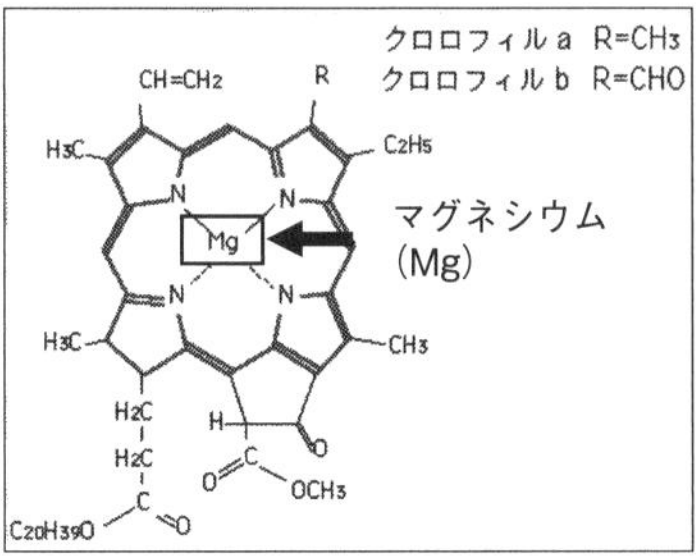

②ヘモグロビン（赤血球）

【動物の体内】

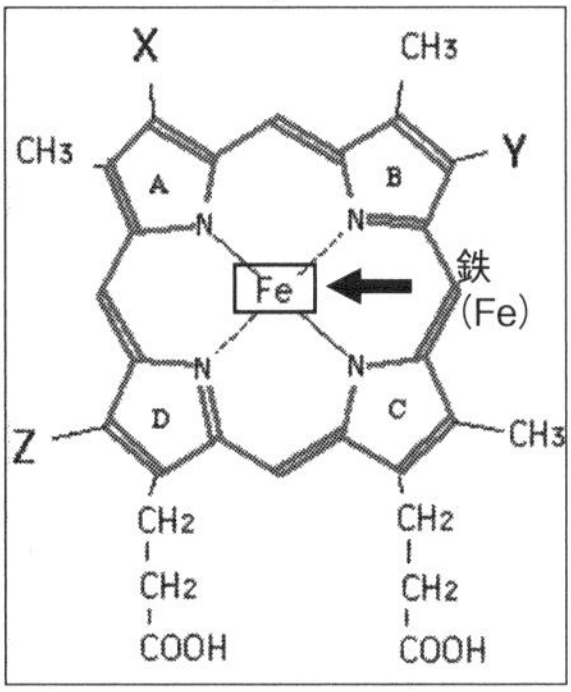

図17

（引用元：ピロール農法ホームページ内用語解説）
http://www.pyrrol.com/polufirin.html#Anchor15395547

る。それは腸管絨毛組織の生理的な魔術であるのだが、「さて、その秘密とは何か?」が、医学生・森下のアタマを占領し続けていた。だから、新医師となった森下は母校の血液生理学教室に入室し、文字通り寝食を忘れて葉緑素と血色素の研究に没頭した結果、次第に見えてきたのが「腸管造血という生理機能」であった――というのである。

驚くべきことに、両者の分子構造は、極めて酷似している。異なるのは構造の中枢に位置する金属元素だ。

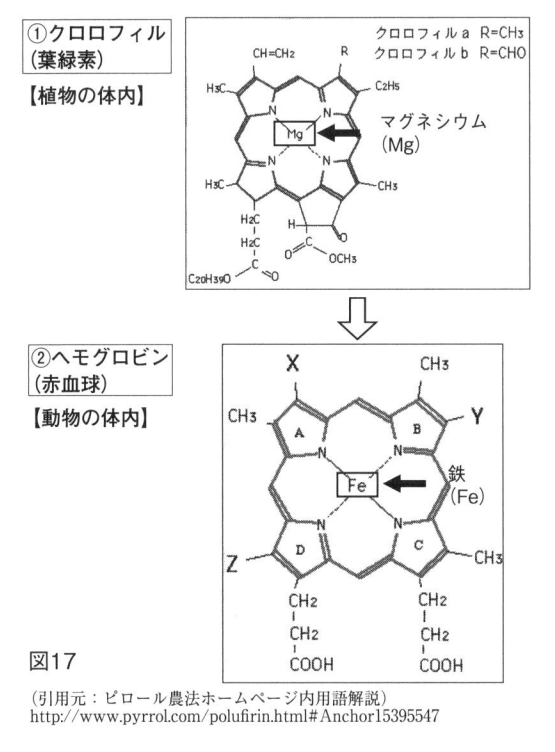

クロロフィル中枢にはマグネシウム、ヘモグロビンは鉄だ（**図17**）。だから植物を食べた動物の体内でヘモグロビンが形成されるのも、マグネシウムが鉄に生体内元素転換した、と考えれば、実に分かりやすい。ルイ・ケルヴランが指摘したように、やはりマグネシウムと鉄の収支バランスを検証すれば元素転換は一目瞭然だろう。素人考えと笑うなかれ。「教科書に書いていない」というお決まりの反論には、もうウンザリだ。

実は、既成医学界も実質的に生体内元素転換を認めている。

その先駆者は安保徹博士（前出）だ。生体内でカリウム40がカルシウムに変換していることは、医学界も認めているという。同博士は、生体エネルギー源として（1）**酸化系**、（2）**解糖系**、さらに（3）**核エネルギー系**が存在する、と主張している。

私は昔から「渡り鳥は、ほとんど食べずに、どうして地球を半周するほど飛び続けることができるのか？」不思議でならなかった。

しかし、この元素転換理論で納得できた。

「早くいえば、身体の中に〝原子炉〟をもってるようなものサ」

安保先生は、あの朴訥な津軽訛りでニッコリ笑われた。

細胞は寄合い所帯だった！

▼「細胞内共生説」：学界の冷笑の的となった千島学説の「細胞新生説」。ところが、時代は千

島博士に追い風となってきた。まず、その一つの援軍が「細胞内共生説」である。これは一九六七年、マーギュリスが提唱した画期的な細胞論だ。

それは、核のある生物細胞（「真核生物細胞」）の起源を説明する仮説として提唱された。

つまり、生物細胞の中に普通に観察される細胞内物質、たとえばミトコンドリアや葉緑体は、「細胞内部に共生した細胞」に由来する……というもの。つまり「外部から侵入した別の単細胞生物」というのだ。つまりは、侵入者（インベーダー）。

これもまた、既成学説を根底からひっくり返す仰天の〝学説〟と言わねばならない。

それは、まさに〝予想通り〟学界の嘲弄、嘲笑を浴びた。

しかし、観察されるあらゆる生物現象は、この「細胞内共生説」を支持する。徹底した追試研究も、このマーギュリス〝仮説〟を裏付けるものだった。なんと、ミトコンドリアの正体は、かつては単独で生きていた微生物だったのだ！　だから、細胞の正体とは一種の多種原生動物などの〝寄合い所帯〟だったのだ。

こうして一九七〇年代には、「細胞内共生説」は確固たる生物理論として認められていったのだ。しかし……だ。ならば、この時点で「細胞は分裂のみから生じる」というウィルヒョウの呪文は、粉砕されたことになる。さらに、ダーウィンの進化系統樹も、根底から折れたことになる。なぜなら「細胞は細胞から生まれる」のではなく「細胞の寄合い所帯（集合体）から生成していた」からだ。

だから、「ウィルヒョウ理論に反するから誤り」――という古色蒼然とした論法も、とっくに破綻しているのだ。千島学説も、そのカビ臭い論法で抹殺された。叩き潰されるべきはウィルヒョウの怨霊である。

奇跡の生命小体ソマチッド

▼「ソマチッド」：さらに千島・森下学説を裏付ける大発見がある。それが、ソマチッドの発見だ。これは、森下博士も医学生時代から発見している。血液学研究室で顕微鏡をのぞいて、血球細胞を観察していた。すると不思議な小体がたびたび視野に入る。それは、粒状であったり、四角や帯状であったり。形態は様々。それが、顕微鏡の視界を横切ったり、クルクル回転しながら不思議な動きをする。

「これは、いったい何ですか？」

かたわらの教授に訊くと「ああ、プラーク（ゴミ）だよ」。

しかし、ゴミにしては、何か生き物のような動きをしている。今度は、別の先輩に尋ねる。すると、またもや同じ答え。それでも、納得できずに、手当たり次第に教授や先輩をつかまえて質問し続けた。

そこで、森下研究員に付いたあだ名が〝ドクター・プラーク〟。

第二次大戦後、この不可思議な「小体」に引きつけられた研究者がいた。フランスの生物学者ガストン・ネサン（一九二四年〜）。まず、解像度三万倍という超高性能の顕微鏡を開発し、この血液中を活発に動き回る〝小体〟の観察に没頭した。

それは、赤血球の一〇〇〇分の一にも満たないミクロの存在だった。そして、〝ゴミ〟ではなかった。立派な生命体だったのだ。ネサンは、それを「ＳＯＭＡＴＩＤ：ソマチッド」（小体）と命名した。

その不可思議なミクロの生命小体は、じつに不可思議に動きの変化を示し、ネサンを驚愕させた。なんと、それは、一六段階もの変態を見せた（**図18上**）。

ただしこれは試験管内における変貌であって、生体内では途方もない変転即ちリンパ球造血がなされているのだ（森下博士）。

意識、環境に反応、ＤＮＡ前駆体？

さらに、驚愕すべき現象がある。

（**図17　写真下右**）は、ソマチッドが宿主の置かれた環境の変化に応じて作り出した〝バクテリア〟だ。これは、「バクテリアが、無から生じた！」という千島博士の観察記録と見事に符合する。そして、驚くべきは「ソマチッドには外界変化を読み取るセンサーがある」という衝撃事実だ。それだけではない。ソマチッドは宿主である生体の病気やストレス、気分など生体内環境が悪化すると、堅牢な殻をつくって自ら閉じこもってしまう（「メデューサの頭」）（**図17写真下左**）。

■生命理論を根底から覆すソマチッド発見

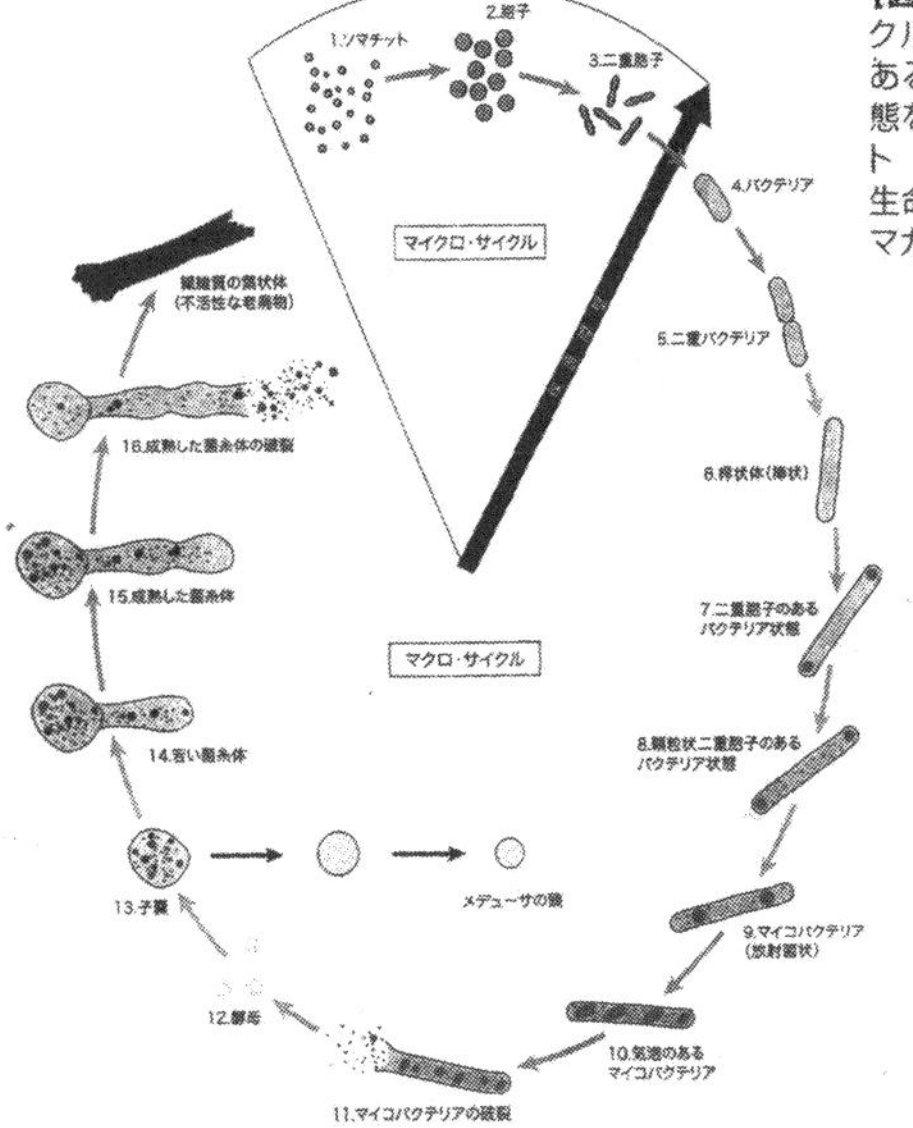

【図】血中のソマチット・サイクルは、バクテリア、酵母、あるいは菌糸体などの諸形態をとる。（出典：『ソマチット　地球を再生する不死の生命体』福村一郎 著 ビオ・マガジン社 2010）

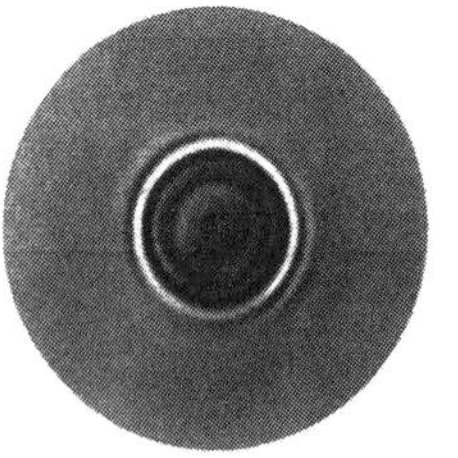

【写真C】「メデューサの頭」と呼ばれる恒久型のソマチット。殻を作り、中に閉じこもったソマチットの大きさは、直径約2ミクロン。殻は地球上の自然界で考えられる最高温度・圧力に耐えられる強度を持つ。（出典：『ソマチット　地球を再生する不死の生命体』福村一郎 著 ビオ・マガジン社 2010）

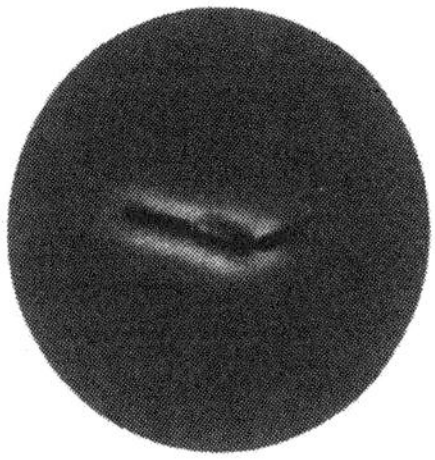

【写真B】環境の変化により、ソマチットが作り出したバクテリア。成分の内容により、形状が変化する。（出典：『ソマチット　地球を再生する不死の生命体』福村一郎 著 ビオ・マガジン社 2010）

図18

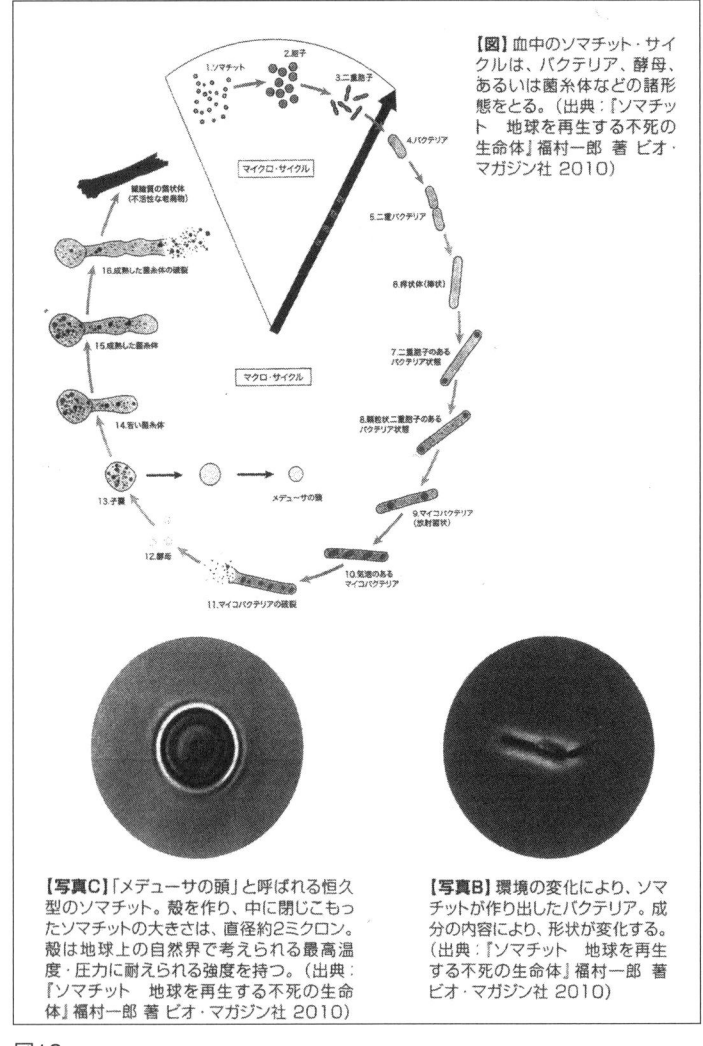

こうして、ソマチッドは生体ストレスや環境変化などに反応する。それは白血球による免疫システムと実に酷似している。ネサンは推測する。

「ソマチッドは、白血球などの免疫反応を支配している」

さらに、こうも推定する。

「ソマチッドはDNA（遺伝子）の前駆体である」

これは、現代生物学ですら雲散霧消しかねない大胆な発想だ。DNAは、生命の絶対的な基本単位として認められている。しかし、それ以前の〝単位〟としてソマチッドが存在していた……。

しかし、ネサンは既成学界から称賛どころか、背筋の凍る迫害を受ける。彼はソマチッドを応用した治療法を開発し、約七万人を治療し、ガン治癒率（全快）七五％という驚異的な成果を示した。すると、医師会から糾弾され故国フランスを追われ、カナダに〝亡命〟した。しかし、カナダ政府、医師会、製薬会社からも同様に告発され、なんと彼は被告席に座らされた。その告発理由はガン患者を「治療し」「治した」という〝罪状〟だ。

まさに、現代版〝魔女狩り〟。

一九八九年六月、ケベック州裁判所。裁判期日を決める審判の日。玄関前はプラカードで埋め尽くされた。

「ネサンに正義を！」

「ガストン！　生命を救ってくれてありがとう」

彼に治療で救われた数多くの人々が、無実を訴えるために集結したのだ。

そして、一二月。注目の判決は「無罪」……。

「ベッカー理論」治癒・再生の神秘を解明！

トカゲの失われた脚が再生！

私は一九九三年、ロバート・ベッカー博士（ニューヨーク州立大学、医学部教授）の著書『クロス・カレント――電磁波・複合被曝の恐怖』（新森書房）を翻訳した。

ベッカー博士は、電磁生体学の世界的権威で、ノーベル賞に二回もノミネートされたほど。本書は、電磁波と生体の関連をミクロレベルでは素粒子単位から、そして、マクロでは宇宙と地球という天体にまで論考を広めた画期的著作であった。

その中に「治癒」と「再生」をめぐる項目があった。タイトルは「再生の謎」。

私は、まずトカゲの奇妙なイラストに目を奪われた（**図19**）。

なんと、トカゲの前脚が切断されている。それだけではない。その残された前脚の切断面が次第に変容して、失われたはずの表皮や骨、筋肉、血管、神経などが「再生」されていく様が描かれている！（**図19**）の⑴と⑸を比べて欲しい。

切断によって失われた前脚は、再生を続け、すでに間接部位まで、見事に再生復活させ、さら

■「再生」と「治癒」の奇跡が明らかに！

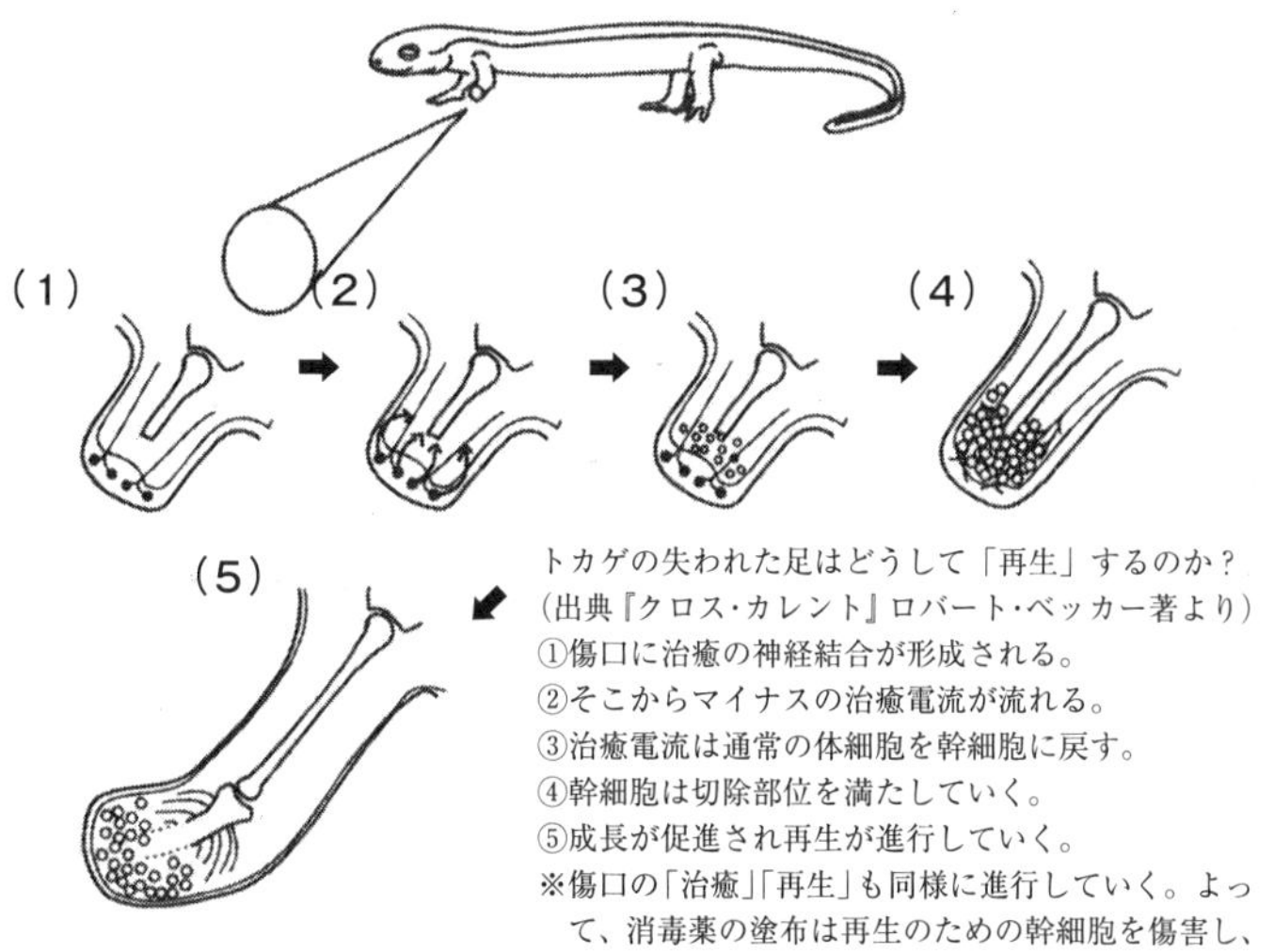

トカゲの失われた足はどうして「再生」するのか？
(出典『クロス・カレント』ロバート・ベッカー著より)
①傷口に治癒の神経結合が形成される。
②そこからマイナスの治癒電流が流れる。
③治癒電流は通常の体細胞を幹細胞に戻す。
④幹細胞は切除部位を満たしていく。
⑤成長が促進され再生が進行していく。
※傷口の「治癒」「再生」も同様に進行していく。よって、消毒薬の塗布は再生のための幹細胞を傷害し、治癒反応を阻害し、遅らせるのである。

■傷はこうして「治癒」していく

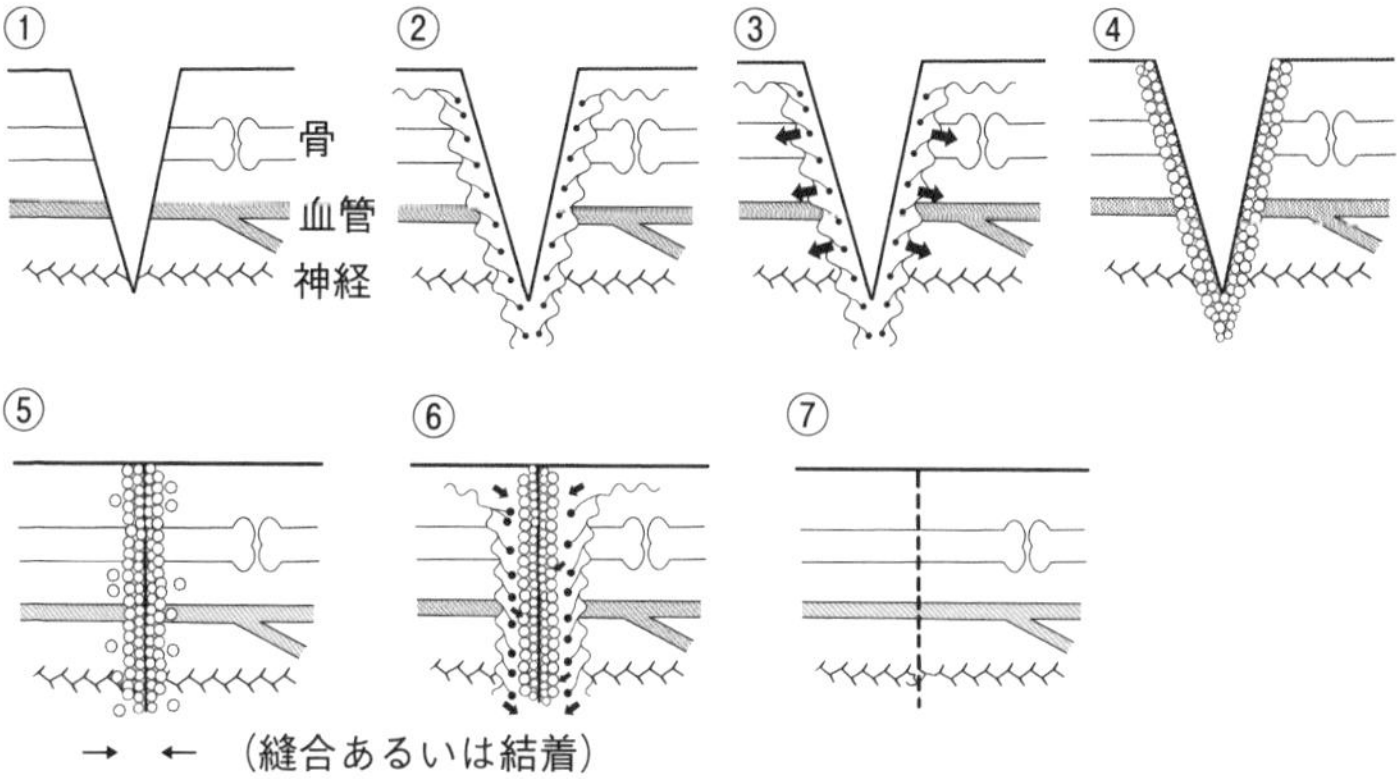

図19

に再生を続けている。

まさに、生命の神秘と驚嘆する他ない。

医学は傷の治る理由も判らない

この失われた脚の再生は、いったいどのようなメカニズムなのか？

ベッカー博士は、徹底した動物実験の繰り返しにより、以下の現象を確認した。

それは「再生」だけでなく「治癒」現象をも明解に説明づける発見だった。これこそ、まさに歴史的な大発見と言わねばならない。なぜなら、近代から現代にいたる西洋医学は、「切り傷がなぜ治癒するのか？」という素朴な問いに対して、まったく合理的説明ができない。ある医者が自嘲気味に言った。

「こんな簡単なことすら現代医学は判っていない」。そして、「なぜ、傷は治るのか？」と聞けば、苛立った答えが返って来るだけだ。

「治るコトになってるから、治るんです！」

この一事をしても、いかに現代医学か稚拙極まりないかが、わかるはずだ。

そんな、レベルの知性の病院にあなたは命を預けているのだ。

治癒・再生のメカニズム

さて――。

ベッカー博士が解明したトカゲ前脚の「再生」現象は、圧倒的に感動的だ。

(1)まず、脚は切断された瞬間から、傷口に「治癒」のための神経結合が形成される。

(2)その神経結合からマイナスの治癒電流が脚の体細胞に向かって流れる。

(3)治癒電流は通常の体細胞を幹細胞に戻していく。つまり、切断面に面した筋肉、血管、骨、神経などの体細胞が、原始的な「幹細胞」に戻っていく、のだ。

この「幹細胞」こそが「万能細胞」だ。

(4)「幹細胞」は切断部位を満たしていく。そうして、各々は表皮、筋肉、血管、骨、神経などの「組織体細胞」に「再生」していくのだ。

(5)こうして、「再生」は加速され、最後は立派に失われた前脚が蘇るのだ。

なんという生命の神秘！　なんという奇跡！

二二年前、ベッカー博士の著作で、この事実を知った時の感動と興奮は、未だ忘れ難い。

そして、私は初めて幹細胞（万能細胞）なるものの存在を知った。

なるほど、人間と爬虫類のトカゲとは異なる。高等動物の人間の手足は切断されても、「再生」は不能である。

しかし……。とベッカー博士は言う。

「乳幼児なら失われた指の一部は再生可能である」

切り傷はこうして〝治る〟

原理は、「治癒」も同じだ。指をうっかり包丁で切った経験は、誰にでもあるだろう（図19下左）。傷口から血が出て、痛みに顔をしかめる。とりあえずバンドエイドなどで傷口をくっつける。数日立つと不思議なことに、切り傷は癒着している。さらに、日にちがたつうちに傷は癒えて、切った跡すら目立たなくなる。切り傷は、どうして「治癒」されたのか？

ベッカー理論によれば、以下のように説明できる。

①切り傷で皮ふ、筋肉、血管、骨、神経の各組織細胞も切断される。
②傷の瞬間から切断面に治癒神経網が新生されていく。
③神経網からマイナス治癒電流が放出される。
④その刺激で皮ふ、筋肉、血管、骨、神経など体細胞は、幹細胞（万能細胞）に戻っていく。
⑤切断面は幹細胞（万能細胞）によって満たされる。
⑥マイナス治癒電流は、各々、異なった周波数の電流で各所の万能細胞を刺激する。すると、その周波数に応じて、幹細胞は、また、皮ふ、筋肉、血管、骨、神経など組織細胞に戻っていく。
⑦こうして、切断分離された皮ふ、筋肉、血管、骨、神経などは、見事に元通りに再生される。

電流（周波数）が根本原理だ

どうして、単一の幹細胞が、皮ふ、筋肉、血管、骨……など、多様な組織細胞に分化していくのだろう？　ベッカー博士は、その原理は「体内電流である」という。

つまり「電流」が「治癒」「再生」をコントロールする。それも、「デジタル」と「アナログ」の二つの電気信号が、これら絶妙な細胞「再生」を制御しているのだ。

これは、現代、世界の再生医療の最大盲点ではないだろうか？

「再生は『治癒』の一過程です。しかし、化学・機械的哲学では、その解明は不可能です。それは『治癒』能力ではなく、失われた身体の一部を、完璧に『置換』する能力なのです。それは、多くの〝下等動物〟が身に付けています」（ベッカー博士）

「電流」をさらに詳しく説明するなら「電磁気的な刺激」である。早くいえば電磁エネルギーが、組織の再生をうながす。そして、単一の幹細胞が、皮ふ、筋肉、血管、骨……など多彩な体細胞に分化するのは、各々異なった周波数で〝刺激〟されるからだ。

現在、あらゆる医学は、波動医学に向かっている――と言われる。

それは、個々の組織、臓器に固有周波数が存在することが解明されてきたからだ。

病気とは、その周波数（生命リズム）が乱されることで発生する。だから、正しい周波数を与えれば、組織の病変は正常化する。つまり、病変（病気）は治癒できる。

これが、波動医学の根本理論である。

ベッカー博士は、「治癒」「再生」メカニズムも、この臓器ごとの固有周波数による〝電気〟刺激で進行している、と結論づけている。

そして――。

博士は、電気による正しい刺激を病んだ部位に当てれば、治癒は可能である、と「電気療法」（エレクトリック・メディシン）を提唱している。

まさに、それは「波動療法」の元祖ともいうべき発想だ。

ベッカー理論と千島・森下学説

森下博士は、このベッカー理論に深く理解を示しておられる。表現、角度は異なっていても、同じ現象を論じているからだ。

ベッカーも「万能細胞」⇅「体細胞」の可逆性を立証している。「治癒」「再生」現象とは、体細胞が、いったん万能細胞に戻り、そしてまた体細胞に戻ることに他ならない。この「可逆性」がなければ「治癒」も「再生」も絶対に不可能である。

ベッカー博士は、独自の電磁生態学から、千島・森下学説と同じ理論に到達していたのだ。

なのに、既成医学界は「体細胞は万能細胞に戻らない」という偽説に固執している。

「なぜか？」とそう問うてみるがよい。「教科書に書いていない」という驚天動地の珍回答が反ってくるはずだ。記憶マシーンの教科書絶対主義者に、真理の探究など永遠に不可能であることが、あなたもハッキリ判ったはずだ。

さらに、昨今の再生医療論議に、このベッカー博士の言う〝電磁気〟刺激という概念が決定的に欠落している。そして、博士が〝失敗〟と断定する化学的、機械的手法にのみ頼って万能細胞を体細胞化しようと悪戦苦闘しているのだ。

iPS治療における細胞増殖抑制酵素（RB、P53）の破壊など、その最たるものだろう。恐らく、山中教授すら、ベッカー理論には無知のはずだ。電磁波公害を真っ向から告発している正義漢ベッカー博士は、医学界に「存在してはいけない」存在だからだ。だから、拙訳の『クロス・カレント』（前出）は、絶対にマスメディアに取り上げられることはない（それでも中古本二万四七五〇円の高値に驚く！）。

プリオン仮説——「狂牛病」病原性たんぱくはDNA学説も吹き飛ばす

ウイルスでも病原菌でもない

「狂牛病」（BSE）……かつて、全世界を恐怖に陥れた感染症だ。

感染した牛の脳は、海綿（スポンジ）状に侵され、腰が抜けて歩けなくなり、最後は全身が機能不全に陥り衰弱して死んでいく。全世界が戦慄したのは、この牛の奇病に〝感染性〟があることが判明したからだ。つまり、「狂牛病」の牛肉を食べると、人間もこの不治の難病に冒される。

研究者たちは、必死でその病原体を探し続けた。そして、「狂牛病」に感染した牛を食べると、同じ病気に感染するこの疾患と共通する奇病が存在することを知った。

それらが、続いて見つかった。未開の食人種族に発病する〝クールー〟、原因不明とされてきた痴呆性脳疾患〝クロイツフェルト・ヤコブ病（CJD）〟。

「――『非定常ウイルス』とか『異常スロー・ウイルス様病原体』という代わりに、『プリオン』という術語を提案したい。プリオンとは、〝感染性たんぱく微粒子〟のことであって、核酸に影響を与える処理によって不活性化されることはない。『プリオン』（prion）という術語は、たんぱく（protein）と感染性（infetion）を組み合わせたものである」（スタンリー・プルシナー博士）

プリオン発見でノーベル賞

一九九七年一〇月六日、プルシナーの名前は、世界を駆け巡った。

ノーベル生理医学賞受賞！　その理由は「新しい感染原理プリオンの発見に対して」であった。

プリオンは、感染性たんぱく粒子の略称である。つまり、ウィルスでもない。病原菌でもない。なんと、たんぱくそのものが感染性を持つ……！　衝撃的な〝仮説〟だ。

生理学者は、こぞって頭を横に振るにちがいない。

「たんぱく質には、遺伝子がないんだぞ！」

病原体の感染性を証明する。そのためには、いわゆる「コッホの三条件」を満たす必要がある。

（1）病気感染した個体から、病原体が必ず検出される。

（2）その病原体が分離・精製されうる。

（3）それを、他の個体に接種したとき、同じ病気が起こる。

プルシナーは一九八四年、病原体の精製に成功した、と発表。

「狂牛病の原因物質発見！」と、世界に一大センセーションを巻き起こした。

彼は、著名な科学雑誌『セル』に論文を発表した。しかし、決定的な証拠が欠けていた。「最終的な精製したプリオンたんぱく質に、感染性はなかった」のだ。彼は「精製操作が厳し過ぎて、感染性が失われた」と釈明した。つまり、「三条件」の（3）は満たされていない。よって、プルシナー説は、あくまで〝プリオン仮説〟でしかない。

しかし、その後、プリオン仮説に有利な状況証拠が、次々に発見されている

①感染性のあるところに異常型プリオンたんぱく質がある。

②通常の細胞やウィルスを死滅させる処理でも感染能力が消えない。

③感染にともなって異常型プリオンたんぱく質が脳内に蓄積する。

④異常なプリオンたんぱく質を持たない宿主は発病しない。

（『死の病原体プリオン』R・ローズ著　桃井健司他訳、草思社　参照）

DNAはたんぱく質から（千島学説）

プリオン仮説が正しい。ならば、従来の生物学は、根底から修正を迫られることになる。コッホの感染説も、病原性を持つウィルス、微生物、寄生虫などの病原性生物が、他の生物に移行して発病させる……という説だ。しかし、プリオンは、たんぱく質なのだ。生命体ではない。なのに病原性がある。さらに、生体内で増殖する！　他の生物に感染する。そして、そこで増殖して、脳を致命的に侵し、死に至らしめる。

まず、たんぱく質には、DNA（遺伝子）が存在していない。DNAが存在しないのに、どうして、まったく同じたんぱく質（プリオン）が〝増殖〟できるのだろう？

ところが、それに解を与える理論が存在する。

千島喜久男の千島学説である。

なんと、千島博士は、著書で「DNAはたんぱく質から生成される」という大胆な説を展開している。

「分子生物学では、DNA（遺伝子）が指令を出して、たんぱく質を合成する、とされている。しかし、私の観察によれば、たんぱく質を主体とする原形質（細胞質）がまず合成されて、その後で細胞質中にRNAやDNAを生じ、細胞核が新生することは確かな事実である。その証拠はたくさんある」

細胞内でＤＮＡが生まれる！

博士は、哺乳類の無核赤血球を血液中で培養して、その細胞質内にＤＮＡが次第に合成されていく様を観察している。ＤＮＡが細胞内で合成される……!? また学者たちは、頭を掻きむしりたくなるだろう。

「また、有核の鳥類以下の赤血球でも、出芽や細胞質を放出して、その無核の出芽や、放出した原形質の中に新たな細胞核（ＤＮＡを含む）が出現するのを私は観察している」

「この場合、ＤＮＡは、おそらく核たんぱくを経て合成されると推定される。それはＤＮＡは常に核たんぱくと結合しており、その核たんぱくの量が減るにつれて、ＤＮＡが増えるという事実も学者によって示されている」（千島博士）。

こうして、博士は以下のＤＮＡ合成システムを推定している。

細胞質（主としてたんぱく質）→核たんぱく→ＲＮＡ→ＤＮＡ……。

プリオン現象を見事に説明

現在の生物学理論では、「ＤＮＡ（遺伝子）がたんぱく質を合成する」。

しかし、千島学説では、「たんぱく質がＤＮＡを合成する」場合もある。

つまり、ＤＮＡとたんぱくには〝可逆性〟がある。この千島仮説に立てば、プリオン理論も見事に証明される。病原性たんぱく質プリオンは、自らＤＮＡを合成する。だから、その〝設計図〟に基づき大量増殖が可能となるのだ。研究者たちを悩ませた「DNAを持たない非生命体のたんぱく質が、あたかもDNAを持つ生命体ウィルスのような働きをする」という理解不能の現実だった。しかし、たんぱく質が自ら独自のDNAを生成するなら、すべての理屈が成り立つ。しかし、ここでも、「生命（DNA）は生命（DNA）からしか生じない」というドグマが、研究者たちの思考回路を遮断しているのだ。

千島博士は、既成の理論より、まず自分が観察した事実を信じた。

これは、志を継いだ森下博士も同じだ。しかし、あまた多くの学者たちは、まず理論を徹頭徹尾、頭に叩き込む。石に刻むように、刻印する。そして、それは絶対不可侵の黄金律となるのだ。

しかし、私に言わせれば、たんなる暗記馬鹿である。

そこには、思考という人類特有の回路が欠落している。すると、科学者たちは「いや、日夜、徹底的に思考している」と反駁するだろう。しかし、その〝思考〟なる行為は、頭（石頭）の刻印に合致する、という狭量な条件付きなのだ。それは、両側隠しで前しか見えない競走馬のようなもの。鳥瞰《ちょうかん》的、大局的な考察などできるわけがない。

学者の世界で生き残る道は「見ざる」「言わざる」「聞かざる」の〝三猿の知恵〟であるようだ。しかし、それはまさに自縄自縛の滑稽図でしかない。

観察した事実を死ぬまで追い求めた千島博士の熱情を、現在の研究者たちは胸に刻む時ではないか。

伏魔殿の大崩壊が始まった

――以上、「カントンの犬」「細胞内共生」「ケルヴラン生体内・元素転換」「ソマチッド理論」「ベッカー治癒・再生理論」そして「プリオン仮説」を簡略に述べてきた。

これら、理論は、ことごとく既成の生物学・医学のドグマ（教義）に反するものだ。

しかし、科学上での〝新発見〟は、既成教義に反するのは当たり前ではないか。

だから〝新発見〟なのだ。なのに、既存の理論体系に合わないことを理由に、排除どころか攻撃する。まさにカリカチュア（漫画）とは、このような光景を指すのであろう。

そうこうしているうちに、近代生物学、医学の芯柱《しんばしら》であるダーウィニズム（進化論）やウィルヒョウ理論が、その真髄から腐り始め、根底からの大崩壊が起こりつつある。

それは、ロックフェラー財閥など近代から現代にいたる医療利権をことごとく収奪してきた連中が潜む巨大館の瓦解でもある。まさに、天空高く聳える伏魔殿に亀裂が走り、そして、瓦解に至る亀裂の走り軋《きし》む音が聞こえてくる。

大崩壊へのカウントダウンが始まったのだ……。

「異端に真理」「正統に虚偽」あり

前述のこれら各々理論は、ことごとく「細胞は細胞分裂のみで生じる」というウィルヒョウ学説を粉砕する。ダーウィン進化論を根底から否定する。

一方で、これら理論により眼前に繰り広げられる光景は、息を呑む生命の千変万化、融通無碍の世界だ。生命とは、まさにわれわれの人智を超えて発生し、融合し、共生し、そして消滅し、さらに新生する。生生流転とはよくぞいったものと感服する。

まさに、それは玄妙不可思議……。到底、小賢しい人間の揣摩臆測《しまおくそく》の及ぶところではない。前述の個々の学説は、まさに、摩訶不思議な生命現象の深奥を覗いた科《とが》で異端のレッテルを張られて圧殺、歴史の闇に追放された。

誰の手によっては、いまさらいうまでもない。

正統と異端……。

常に、学問論争にも付きまとう。正統は、自らの理論に合わない者に、ことごとく異端の烙印を押し、徹底して弾圧、排除、追放する。

なぜか？

正統学派は、既得権益と固く結び付いているからだ。だから、新説の登場は、自らの利権の足下を脅かす。そこで、まさに、学者たちは反射的に、動物的に新たな学説という〝敵〟に牙を剥く。現場の研究者たちですら、攻撃体制に入るのだ。

その巨大利権の頂点に君臨する奴等にとって、自らの存亡を脅かす新説の登場を許す訳がない。

そして、〝かれら〟は世界の教育からメディアまで完璧に支配している。こうして、異端の刻印を押された学説は、まさに死に絶えるか、異教徒として苦吟の荒野を彷徨《さまよ》うしかない。

しかし、私はここで声を大にして言おう。

「異端に真理あり」。逆に言えば「正統に虚偽あり」。

千島のチの字も言ってはいけない

ロックフェラー財閥を中心とする世界医療利権の独占体制が厳として存在する。

国際医療マフィアだ。マフィアは、自分達の利権（シマ）を少しでも侵す存在は許さない。世界の教育とメディアも手の内にある。つまり、人類は目隠しされた家畜なのだ。飼主が一番困るのは、家畜がめざめることだ。だから、情報管理は徹底する。既成医学利権を脅かすものは巧妙かつ冷酷に排除する。

千島学説もまた、例外ではなかった。千島学説と訊いて「初耳だ！」と、驚く人がほとんどだろう。あたりまえである。メディア、学界で、この話題に触れることは、絶対タブーである。友人の医者に尋ねた。

「医学部で、千島学説については、触れたり、教えたりしないの？」

彼は血相を変えて、手を胸の前で激しく左右に降った。

「絶対ダメです。チの字も言ったらアウトです」

私は思わず笑ってしまった。もはやコメディだ。

これが、日本の最高学府の実態なのだ。千島学説のチの字も言えない。下手な落語も顔負けだ。

じつに抱腹絶倒、呵呵大笑《かかたいしょう》……。このような〝お笑い医学部〟で、エライ先生たちは、日々研鑽、刻苦勉励で学んできたのである。

私は、確信する。山中伸弥・京都大学教授ですら、千島学説の〝チの字〟も知らないはずだ。「カントンの犬」「ケルヴランの元素転換」「ソマチッド」なども、聞いたことすらないだろう。ノーベル賞とは、そのレベルのものなのだ。つまりは、同賞は人類という名の家畜の〝洗脳装置〟。それに狂喜乱舞する国民は、まさに知的レベルは……、語るのも辛い。

「目覚めよ！」千島博士、遺言メッセージ

近代科学を根底から見直せ

千島喜久男（**写真20**）博士は、既成の遺伝学、進化論にも修正を迫っている。

▼**遺伝学**：「『生殖細胞は、赤血球からできる』という、私の発見によって、メンデル・モルガンの正統派の遺伝学は再検討されなければならない」

これは、まさに近代遺伝学への挑戦状である。しかし、この博士の挑戦に対して、遺伝学界や学者が、真っ当に応じて、反論したという話は聞かない。

▼**進化論**：さらに博士は近代生物学の巨樹、ダーウィン進化論にも真っ向から挑《いど》んでいる。

「進化論は、バクテリアやアメーバの発生起源が判からないまま、行き詰まっている。この矛盾

■千島学説八大理論は科学史を根底から覆す（出典『いのち自衛』けんこう村より）

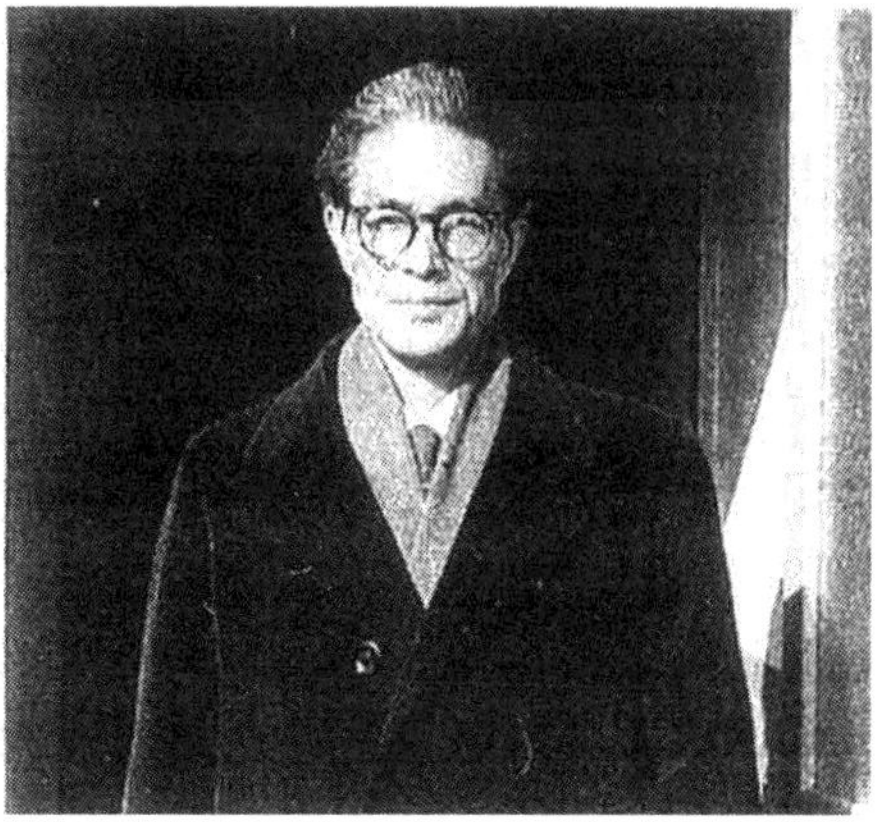

写真20　千島喜久男氏　玄関前で　1958年

や盲点は、私のバクテリア自然発生説によって、一挙に解明される」

▼**遺伝と環境**：さらに、遺伝と環境と進化に関する博士の考察は、じつに傾聴に値する。

「現代進化論が、生存競争の行き過ぎから『自然淘汰説』、『弱肉強食説』が生物界の共通原則であるような印象を一般に植え付け、世界不安や戦争を正当化することを、生物学者や進化論者は気づいていない」

進化論から生まれたのが優生学である。「優勝劣敗なら、優秀な人種を残すことは、自然の摂理にかなう」という恐ろしい論理だ。千島博士の指摘は実に鋭く、生物学者たちの〝戦争責任〟を告発している。

「遺伝子は、環境と無関係だとし、突然変異説で生物の進化を説明しようとする今日の進化論は、実際と一致しない。突然変異説は、言葉の魔術に近い」

これに反論できる遺伝学者は、一体どれくらいいるだろうか。

▼**波動・螺旋《らせん》**：「生物の進化には、『退化』を伴っており、進化の方向は『波動・螺旋』的であ

ることを進化論は気づいていない」

これはまさに昨今の最先端理論、波動生命論を先取りしている、といえよう。

さらに――。

現代医療の地獄を予告

千島博士は、現代医療の地獄を、当時から、すでに予言している。

それは、恐ろしいほどに的中しているのである。

「現代医学は、診療や診断や分析の面では、大きな進歩を示しているが、進化論と同様に誤りや弊害のあることが余り知られていない。医薬、メス、放射線に偏り、精神面が軽視されている。栄養学の分析的化学の偏重、西洋医学によるガン、心臓病、ぜんそく、神経痛、その他、慢性病への的確な療法や手段に欠けるところが多い。かえって、東洋医学や、私のいう『大自然と人、人と人、氣・血・動の調和原理』に反対な療法が行われている場合すら少なくない」（『いのち自衛』前出）

支援者、理解者の声も伝えたい。

「現代医学の医療ミス、医薬公害、医療荒廃や環境汚染をこのまま放置するならば、ガンをはじめ慢性的難病、奇病、医原病などがますます増加して、国民は誤った現代医学と医療の犠牲になり、一億国民の生命と健康が危機を迎えることは必定です」

「医学関係者、健康指導者、健康に関心を持つ人々、病気に悩む方々は、ぜひ医学迷信、薬迷信などの洗脳から解放され、コペルニクス的革新の説といわれる千島学説を実生活に応用してください。きっと、医師や薬に頼らず自分の健康は、自分で守る知恵が体得でき、病気が自然治癒することを実証できるでしょう」『隠された造血の秘密』前出)

学界で黙殺、侮蔑された千島博士に唯一、理解を示し、支援した一人の学者がいた。

それが、若き森下敬一博士である。

千島・森下、両雄の出会いと別れ

孤高の師、熱血の弟子

森下敬一博士は、まさに千島博士の一番弟子であり、共同研究者でもあった。

千島博士は当時、孤立無援、四面楚歌……。学界で、その千島学説の支援を表明することなど、まさに自殺行為。一〇年以上も放置された九州大学での学位論文の過酷な運命を知れば、よく分かる。

それは九州大学の範疇を超え、生物学の領域を超え、まさに正統学派の既得権を根本から脅かす異端説として認知されたようだ。認めたら学界利権どころか医療利権も大崩壊する。

そこで、陰に陽に総掛かりの攻撃が、この一論文に加えられたのであろう。

攻撃は、博士の九州大学論文にとどまらない。その後、千島博士が発表を続けた、いわゆる千島学説は、ことごとく正統理論つまり既成概念を否定するものだった。

だから「千島を肯定することは、自らを否定すること」。

そんな自殺行為は学者であっても、手を染める訳にはいかない。よって、九州大学事件以降、千島博士の論考に触れることは、学界の暗黙のタブーとなっていった。

そんな陰湿な空気の中に、後に完結をみる「千島・八大原理」に大いに触発された学究がいた。

それが、若き熱血漢、森下敬一博士だ。彼は、独自の実験結果との符合に一驚し、更なる実験研究の前進に没頭した。こうして、孤高の学者は、唯一の得難い後進を得たのである。

若き森下先生は、千島教授が岐阜大学農学部在席のおり、その学位取得の論文等に、全面協力、東奔西走《とうほんせいそう》し尽力したと伝えられる。ようやく、学位を得た千島教授は、その熱き骨折りに感謝し、郷土名物の豪華な岐阜提灯を森下博士に贈ったという。

まさに、心温まる師弟愛ではないか。現在、両者の理論は併せて千島・森下学説と呼ばれている。

謹厳実直と豪放磊落《ごうほうらいらく》

師は謹厳実直、弟子は豪放磊落――、両者の性格は正反対ではあったが、科学の未踏分野への熱い探究心は共通であった。

そして、恩師千島博士と同様に、また、森下博士も医学界から異端の烙印を押され、孤高の道を行かざるを得なかった。千島・森下学説は、近代医学どころか生物学、さらに科学概念すら覆す。それは、まさに近代を闇から支配してきた勢力にとって、〝危険思想〟そのものである。

弾圧、黙殺は当然の対応だったのかもしれない。

森下敬一博士も、また師同様に既成医学界とはキッパリ袂《たもと》を分かった。

そして、国際自然医学会や森下自然医学クリニックを立ち上げ、孤高の実践道を歩み続けて今日に至る。

発足当初は、猛然たる既成医学利権から攻撃の嵐に晒《さら》された。森下先生の治療方針は、薬を用いずに食事療法さらには薬草療法などを用いて治療する、まさに自然療法の王道だった。しかし、既成医学界で抗ガン剤など猛毒治療を施され、手遅れ状態でやってくる患者も当然いた。それは、もはや万策尽くしても助かる見込みはない。

そうして、亡くなった遺族から、続けざまに裁判を何件も起こされたのだ。これは、極めて不自然な事態であり、背後で裁判を準備し、けしかけた〝勢力〟が存在したことは間違いない。これでは、新たな自然療法を標榜しても、心労で精魂尽き果てるのも当然だ。しかし、森下先生は違った。その時の思い出話を、腹の底から笑いながら話された。

「あの時はねぇ、毎週、毎週、裁判でねぇ、そりゃあ大変だったよ。ワッハッハ」

私は、その胆《はら》の太さに、ただ唖然として、その横顔を見上げるばかりだった。裁判攻撃で、精神的に追い込もうとした、〝闇の勢力〟の目論見は、こうして見事に失敗したのだ。

不覇・豪胆、知の巨人

ＪＲ高尾駅の近く、南向きの高台に在る森下長寿研究所。そこで、毎年、新年の句会、さらに桜の候には春の句会が催される。私は何度も招かれて御訪ねしているが、そのたびに感嘆するのは、森下先生の収集品の数々。主に中国などから贈呈されたり、買い求められた秘境の工芸骨董の貴重品ばかり。それは、大理石の巨大白龍、三脚蟾蜍《せんじょ》（蝦蟇）、奇岩玉石、霊獣、奇獣の彫像等々そこから発せられる凄まじいオーラ（氣）に頭がクラクラする。それら仰天のコレクションを先生は、ニコニコまるで少年が宝物を自慢するように説明するのだ。まさに、森下敬一おそるべし。

また、これくらいの不覇豪胆《ふきごうたん》の巨人でなければ、既成医学界と真っ向、対立するなど、叶うはずもない。現在、八七歳。頑健なる体躯は、まったく老いを感じさせない。

告白すると、私は、今でも先生の側にいると緊張してしまう。学生時代から畏敬する師ゆえか、その隣に座るだけで固まっている自分を感じてしまうのだ。

森下博士、千島・森下学説について語る

師弟の熱き交流と研究

その森下先生に、インタビューさせていただいた。

森下　千島喜久男先生は、数多くの論文を蒐集・整理されておられた。文献的に『千島・八大原理』に取りまとめられ、生命科学に関心を持つ者に、新思考の筋道を与えられたのです。

――出会いは、どんなきっかけだったのですか？

森下　昭和三二年、それと三三年、私の血液研究が読売新聞紙上で、大々的に取り上げられました（**第6章図13**）。同時に新聞記者諸氏に〝岐阜詣で〟をお願いしました。

これを機会に千島先生の学説も脚光を浴びるようになりましたね。千島先生は、最新機器と数多くの研究員が揃った私の森下研究室を、しばしば訪ねて下さいました。そして、情報交換をし、研究の分担を相談したりしました。こうして、先生とは、共同研究者のような存在になっていったのです。

――若き森下先生と、千島先生が談笑したり、相談したりする場面が、はっきり眼に浮かびます。とても、素晴らしい出会いでしたね。

森下　私は、当時から生粋の血液生理の実験研究者ですよ。だから、多額の私的研究費を注ぎこんでいました。全部、自腹ですヨ（笑）。それで研究員を雇い、動物および人体実験を敢行しました。まず、一つひとつ実証する。着実に実績を積み上げる。そうして、自然食品業界に発言する。その方針を貫いたのです。当時、自然食運動のリーダーでもありましたから――。

――赤血球が白血球を〝産み出す〟という衝撃的な映像を見せていただきましたが。

森下　ああ、あれは昭和三三年の撮影です。白血球が有核赤血球から分泌されるシーンですね。顕微鏡に八ミリカメラを装着して、白黒映画として撮りました。世界唯一の歴史的所産と自負しています。五～六人の研究員が七～八ヶ月、玄米と塩で頑張った成果です。

――千島先生との交流は、どれくらい続いたのですか？

森下　昭和三二年頃から四一年頃まででしょうか。千島先生とは、密接な提携、協力関係にありました。そうして、共同で次々に革新的な理論、学説を発表していったのです。それで、当時、両者の斬新的理論は「千島・森下学説」と呼ばれていました。

――温かい交遊は、その後、どうなったのでしょう？

二人の間に入った亀裂

森下　それはねぇ……。昭和四一年四月七日、それと四三年三月二一日の二度にわたる国会証言でしょうか。衆議院科学技術振興対策特別委員会「ガン問題」への学術参考人としての招致でした。私をガン研究者として医学臨床参考人としてのお呼び出しでした。

――それは、学者として、晴れ舞台じゃないですか？

森下　それからですね、千島先生の態度が急変しちゃった。衆議院の立場からすれば、ガンの臨床にも明るい基礎医学者として意見を――と考え、私を指名されたのでしょうが。しかし、先生のお立場からすれば、ショックだったようですね。

――それで、こういう言い方はなんですが、御二人の間に亀裂が入った。

森下　それだけじゃ、ないんです。大阪の自然食業者で作家崩れの『食』誌主宰・K等が、〝渡りに船〟とばかりに、僕と先生の分断に暗躍し始めたのです。そして、一本気の先生は、家族を含めて完全にその手に乗せられてしまいました。

――熱心な支援者がいると、えてしてそういう結果になりがちですね。それにしても残念だなぁ……。

寡黙な千島博士は、森下博士との確執ついて、余り書き残されてはいない。

しかし、『いのち自衛』（前出）には、次のような記述が見られる。

「東京医大の一研究者から『千島学説を横取りしようとしている森下氏に注意するように』と忠告を受けたが、森下氏は、千島の説に賛同しているものと問題にしなかった」

ところが当時、マスコミは、その説を千島・森下学説として呼ぶようになっていた。

「それは、不当であると『生命と気血』（第四巻四号）で明らかにし、氏の反省を求めたところ、氏は、『自分はあなたの学説に賛成しているが、その発見の名誉を横取りしようというような、さもしい考えは毛頭ない』と述べた」（同）

「東京医科大学の一研究者」と前後して「東京歯科大学の一研究者」からも〈森下の盗用にご用心〉との手紙があった——との風評も流れたが何れも後の岐阜裁判（昭和五六年）の仕掛人・K氏一派（大阪）の策謀と後に判明した。

また「千島・森下学説」の呼称問題についても触れて置かねばなるまい。昭和二二から二三年当時、盛況を極めていた森下研究室に頻繁に出入りしていた一人に読売新聞・文化部N氏記者がいた。森下博士はN氏に「岐阜・千島教授への取材もやって欲しい」と頼んだ。一～二週間経って東京駅のN氏から電話が入り「今、岐阜から帰京したところ——」という。その夜、二人は新宿の居酒屋で落ち合った。

「富士山頂を目指し、二人の登山者が静岡側と山梨側から別々に登り始めた。山頂に近づいてからお互いに反対側登山者の存在に気づいた——というようなもんですなぁ。もう一息で山頂だから、二人で励まし合ってやって行きたい。だから新学説は〈千島・森下学説〉でも〈森下・千島学説〉でもどちらでもいいんですよ。というような話で、千島教授は大喜びでした……」との報告と共に、博士とN記者は新宿の夜の帳の中で痛飲したらしい。

最初はこのような局面でも、晩年の局面は暗転する。

こうして、二人の間は疎遠になっていった。全く、残念でならない。

千島博士は一九七八年一〇月二三日、没。

まさに、彼は孤高に生き、孤高の内に逝った……。

千島遺族が森下を提訴！

しかし、遺恨は残り、確執は続いた。

なんと、一九八一年一二月、千島博士の遺族が、森下敬一博士を裁判に訴えたのだ。その訴え理由は、千島博士の学説を盗んだ、というもの。具体的には、「千島博士の著作権を侵害したことにより一億円の損害賠償を求める」という提訴理由だった。

森下博士にとっては、まさに青天の霹靂。寝耳に水。もっとも敬愛してきた恩師の遺族から訴えられたのだ。それは心外の極みであったはず。しかし、先生は、この苦々しいはずの体験を笑顔を交えて淡々と回顧された。

「弁護士は裁判のたびに、岐阜まで出かけるんだから、大変でしたよ」

先生は、この裁判に関して簡単な記録を残されている。

「『原告・千島側遺族』と『被告・森下』の岐阜裁判は、この暗躍グループ（前出）の策動だったのであろう。二年三か月に及ぶ、この岐阜裁判は、被告側の完全勝利に終わった。森下敬一博士理論は、〝原告・千島側が申し立てた『千島八大原理』の盗用〟とは、到底認められない、との判決だった」

提訴理由の「著作権の侵害」で一億円請求とは、論外というしかない。

その判決文を読んだが、「学問とは、後進により、継承、深化、発展されるべきものであり、著作権の独占主張は認められない」という趣旨だった。まさに、名判決である。

こうして、この裁判を機に、両者の関係は「提携」から「敵対」に移行してしまったのだ。狂信的な支援者に操られた妄動とはいえ、ただ残念というしかない。

この裁判記録は、判決直後に自然医学会編集部により『自然医学の真実——岐阜裁判の残したもの』という小冊子にまとめられている。

そこでも、森下博士は、この裁判そのものを「両者にとって、実に残念なこと」と振り返っておられる。いわば、敬愛支援してきた恩師の遺族らに、手を噛まれたも同然。なのに、一言の繰り言、不満も、そこにはなく、ただ不幸な出来事だったと、結んでいるのだ。私は、先生の度量の深さに、改めて感嘆したものだ。

ガンは食べまちがい、血の汚れから

M報告より一一年前の快挙

昭和四一年（一九六六年）。森下博士は、衆議院、国会証人の場に立っていた。

それは、先生の熱心な理解者でもあった斉藤憲三・衆議院議員（秋田選出）のお膳立てによるもの。場所は科学技術振興特別委員会。森下先生は、満場の議員達に向けて、明快かつ理路整然と説いた。

「血液生理学的に見て、ガン理論は不備・未完であります。また、ガン対策の要諦は、食生活の変革にあるのです。いわゆる〝玄米・菜食〟への切替え等が必須であるのです」

森下　これは、一九七七年、米上院マクガバン・リポート（Mリポート）に先立つこと一一年前の快挙なんですヨ（笑顔）。

――それは、スゴイことですよ。「マクガバン報告」（M報告）は「先進諸国の食事は最悪だ」と反省と後悔で埋め尽くされていますね。そして、先進諸国に多いガン、心臓病、糖尿病、肥満、さらに神経病まで「食べ間違いが原因である」と断定しています。この報告は「日本の伝統食を見習おう」と結ばれています。それより一一年も前に、国会でそのような証言をされたことは、まさに歴史的奇跡ですよ。世論の反響は、凄かったでしょう！

森下　いやいや……（苦笑）。あなたのいう奇跡的快挙なんだけど、当日、国会で大反発した学術参考人がいたんです。ガン研究の第一人者・吉田富三先生です。彼はこう反論した。

「あと五年もたてば、立派に抗ガン剤はできる。余計な心配はするナ‼」

こうして、大見得を切っただけじゃない。各新聞社に恫喝して回ったんです。

「森下等の発言を記事にしたらダメだぞ！」と猛烈に圧力をかけた。その脅しに屈して、朝日、読売、毎日の三大新聞が、この衆議院での参考意見の報道を封印してしまった。

――それは、ひどすぎる。五年で抗ガン剤が出来るなんてことは無いでしょう。吉田某は、完全に製薬業界の回し者じゃないですか。三大紙に圧力をかけて回ったというのは、クスリの広告を載せないゾと脅して回ったんだね。ゲスな野郎だ。それに平伏する大新聞も情けない。マスコミの腐敗は、当時からそんなにひどかったんですね。

森下　全く、残念な話ですよ。だって、世界を震撼させた一九七七年のマクガバン報告（M報告）より、遥かに早かった。それも、日本初の新しい知見の披露でしたからね。

マクガバン報告も潰された

……しかし、これも国際医療マフィアによる隠然たる圧殺と確信する。

ガン最大の元凶が「食生活にある」などということを知ったら、世界の莫大なガン利権が崩壊してしまう。人々が食生活を改めれば、ガンは激減する。

すると、抗ガン剤や放射線治療さらには手術など、三大療法の出番（利権）も激減する。〝かれら〟はガンが減っても、治っても困るのだ。そして、博士の国会証言から一一年後にアメリカ政府が公表したマクガバン報告ですら、その憂き目にあっている。

マクガバン報告という言葉自体を初めて聞いた、という日本人は実に多い。

当たり前である。栄養学の教育どころか医学教育ですら、一字も取り上げないからだ。

「〝家畜〟に真理を知らせるな」という〝かれら〟の飼育方針を忘れてはならない。

馬鹿げた狂気の沙汰、ウィルヒョウ理論

「肉は肉に」モレシャット珍説

森下博士は、私のインタビュー依頼に、懇切な書面でも回答を寄せて下さった。

そこには、千島・森下学説弾圧の契機となった、ウィルヒョウ学説への忌憚《きたん》のない批判が綴られていた。

――一九世紀半ば、ウィルヒョウが唱えた「細胞は細胞から」のドグマ（教義）こそが、現代医学・生物学を混迷の淵に墜落させた元凶だ。

これほど馬鹿げた定律も少ないだろう。実際は、赤血球や白血球などの血球細胞が体内全組織へ――と明々白々たる分化発展をしているのに、この定律は明確に事実に背反している。

それにもかかわらず、一五〇年以上もの間、この定律を容認・黙認し続けてきた世界の医学界もダラシ無い話で情けない。

もう一人。同時代に似たような御仁が居た。モレシャットだ。彼は「肉（食肉）こそ肉（人体

筋肉）を造る」とのドグマを唱えた。このモレシャット亡霊が、今でも現代メディア（TV・出版界）の中を彷徨《さまよ》い歩き、多くの人々を誑《たぶら》かし続けている。「肉が、たんぱく源だ」という、一般に流布されている考え方がそれだ。

〝窒素・雲隠れ現象〟の正体

肉を食べた時、その食肉の主要構成要素・N（窒素）が、体内で〝行方不明〟になるという現象は、一〇〇年以上前の二〇世紀初頭から判っていて、それは〝窒素・雲隠れ現象（De-Nitrification）〟と呼ばれていた。

この〝窒素・雲隠れ現象〟の正体は、二〇世紀半ばに至り、見事に解明された。ケルヴラン博士による「元素転換理論」によって、「肉のN（窒素）が体内でC（炭素）に変わることが立証された」のである。

ということは、「たんぱく（N）源」という言葉も概念も嘘である、という話。つまり、「現代栄養学」も「食育（現代栄養学を基盤としている）」も死んだ——ということなのである。

食肉の窒素（N）も、元を辿れば、草食動物（ウシ・ヒツジ等）の食物・草木（C）である。草木の炭素（C）を、草食動物は自らの筋肉・臓器等の窒素（N）に造り替えた……という次第だ。

では、この食肉（N）を食べた人体内では、どのような作業が進行するのか？

まず、食肉の窒素・N（＝草食動物の筋肉）を、元の草木の炭素・C（＝草食動物の食物）にいったん、逆戻りさせる。

その上で、自らの腸内で改めて（C→N）の元素転換を行うことによって、〝自家用個性的たんぱく〟を創造していくのである。

そもそも生体では、活発な新陳代謝が進行していて、上昇（成長）と下降（老衰）という相反・二相性が循環している。

つまり、食肉は、「栄養と毒素」の両者を半々に併せ持った存在であるから、それを食する人間の諸条件によって有益であったり、有害に作用したりする。

生来、穀・菜食性の強い日本人にとって、肉食は有害性を与える事が多い食物――というのが至当であろう。

「血」が「体」になる真理に目覚めよ

血球細胞が万能細胞なのだ

森下先生にお会いするといつも泰然自若。いつも談笑の中心におられて、よく身体をゆすって笑われる。もはや、雲の上というか、現代医学に対して超然としておられる。

今回の取材で、これほど懇切に御答えいただいたことは僥倖《ぎょうこう》というしかない。

さらに、忌憚なく、思いのたけを語っていただいた。

——現代医学を一言で批判するなら？

森下　血球細胞の生理機能を矮小化し過ぎです。それらが、本来持っている最も大事な役割を見失っています。それこそが、「『全組織細胞』への発展的分化能力、すなわち『万能細胞的性能』」なのです。

——それは、五〇年以上から主張されてますね。

森下　その事を私共は一九六〇年から主張し続けてきた。その新知見の根幹は以下のとおりです。

▼**「腸管造血」**：生理的造血器官は骨髄ではなく、小腸絨毛《じゅうもう》組織である。絨毛内腔にのみ赤血球母細胞が存在し、数十個の赤血球を内包した後、これらを絨毛・血管内に送り込む。

▼**「両棲類」**：哺乳動物に較べて、血球が遥かに大きくて鮮明な両棲類（ヒキガエル）では、紡錘状有核赤血球からの白血球誕生が明確に認められる。有核赤血球・核膜からの顆粒白血球の発芽現象や小リンパ球の分泌放出がしばしば観察され、その一部は顕微鏡映画にも収録・生理学会発表もなされた。

——その他にも、立証された成果は？

森下　私は一九五〇〜七〇年の二〇年間の大学研究室時代の一時期、新宿赤十字病院（院長、鈴木武徳博士）の宿直担当医として勤務していたことがあります。

それは「胎盤絨毛造血現象」や「ガン（子宮）細胞・血球融合成大説」などの立証の為でした。

そして、これらいずれも、作業仮説として正しいことを立証したのです。

食事療法開院、ガン患者殺到

――そして、ついに食事療法のクリニックを開業された。

森下 はい。一九七〇年、東京・御茶の水に開院しました。「ガン・慢性病の食事療法」を標榜し、日本医学界における魁《さきがけ》的食事療法のクリニックです。毎日五〇人前後のガン患者さんが殺到して来られましたね。大学研究室時代は、自然食運動のリーダーとして、日曜日ごとに一日三回の講演会で全国行脚してましたから、知名度バッグンで患者さんが集まられました。

――その患者さんたちも、喜ばれたでしょう？

森下 開業後、数年間に於ける来院ガン患者たちは、驚異的な速さで快癒しました。それで「森下療法」の評判も急上昇しました。それには、いくつかの理由がありました。

（1）当時のガン患者は戦中派の「成長期・小食実験世代」であったため、体内・毒素量が極めて少量であった（ひもじい思いで育った）。

（2）大多数例が、昭和三〇年半ば（一九六〇年前後）に発売された「即席麺とハンバーグ」の毒素による発ガンであった。

（3）そのような発ガン患者に「玄米・菜食」という異化作用的代替療法は、発ガン毒素排出に、驚異的作用を劇的に発揮したのですね。

ただし、その後のガン患者は、体質および食事の質量的変化による体内毒素の濃密化によって、「玄米・菜食」の効果も希薄化してきています。

食事指導は、自然医学の骨子だが、併せて博士は、膨大な著作で一般大衆に生活改善を呼び掛け続けて来られた。先生は、俳諧でも虎児《とらじ》の俳号を持つほどの達人。よって、文章も語り口も上手い。わかりやすい。森下ファン、支持者が全国に広まったのも十分理解できる。

「経絡造血」ついに世紀の大発見！

太陽でソマチッド、ウジャウジャ

かつて、森下先生に、インドでは七〇年も不食不飲のヨガ行者がいることを告げ、その生存理由を尋ねたことがある。先生は肩をゆすって大いに笑いつつ言った。

「それはネ、簡単ですよ。経絡にね、ソマチッドがいて、それが太陽エネルギーを浴びるとウジャウジャ増える。それが、赤血球になって、体細胞になるから、死なないんですよ」

私は、ポカンとしてしまった。すると、先生は、平然と……。

「まあ、光合成で生きているんですネ」

当たり前のように微笑まれた。

太陽エネルギーでソマチッドが増殖し、それが赤血球になり、赤血球が体細胞になる。なるほど、太陽エネルギーが身体に変じるわけだ。まさに光合成人間……！

これが、世紀の大発見、「経絡造血説」の概要だ。

先生は、患者の食事療法の指導を行いながら、傍らで血液検査も丹念に続けた。そこで、大学研究室時代から関心が強かった存在が、血液中の莢雑物《きょうざつぶつ》いわゆる〝プラーク〟だ。

かつて上司、同僚から〝ドクター・プラーク〟とからかわれた当時のファイトが湧いてきた。

一九八九年、ＭＲＡ（磁気共鳴測定器）を導入。少しずつその正体が解明されていった。

血液中に巨大な脈管構造が！

その過程で一つの発見があった。

患者からの採血は、耳朶《じだ》（みみたぶ）から行った。ところが、その血液は、決して「末梢血管を流れている血液ではない」ことに気づいた。

その耳朶から採取した血液の中には、赤血球や末梢血管より遥かに巨大な〝プラーク〟が出現した。

「熟考の末、末梢血管末端や組織細胞間水路とも交通する『開閉自在の末梢血液空間』の存在を想定した（**図21**）。この想定下では、耳朶血液の〝プラーク像〟も解読できる」（森下博士）

博士は、とりわけ〝プラーク〟中に見られる脈管系の構造に着目した（**写真22**）。

■「開閉自在の末梢血液空間」は“駅前広場”

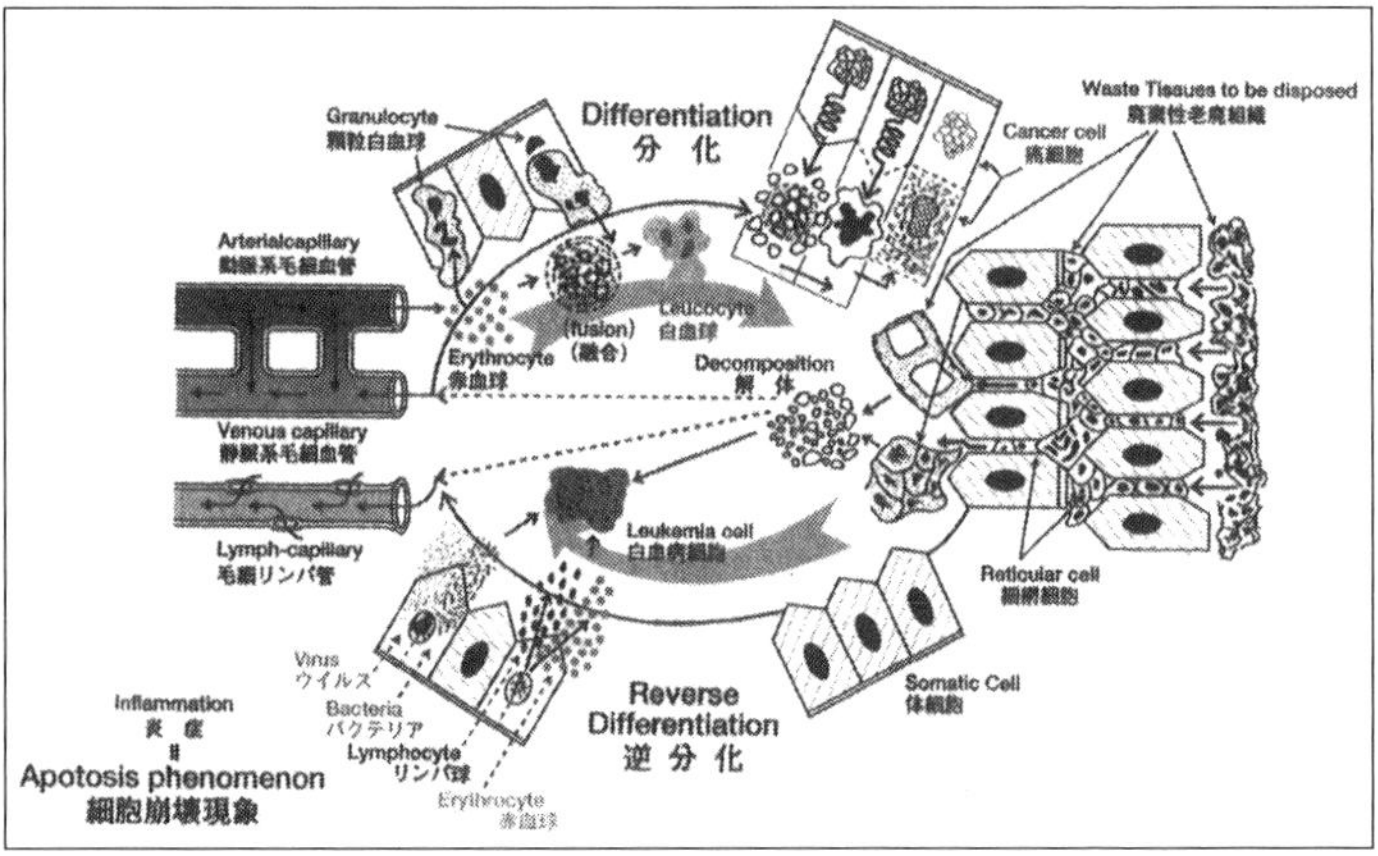

図21

『森下自然医学』（2010/11）

■「経路造血」を証明するボンパ血管

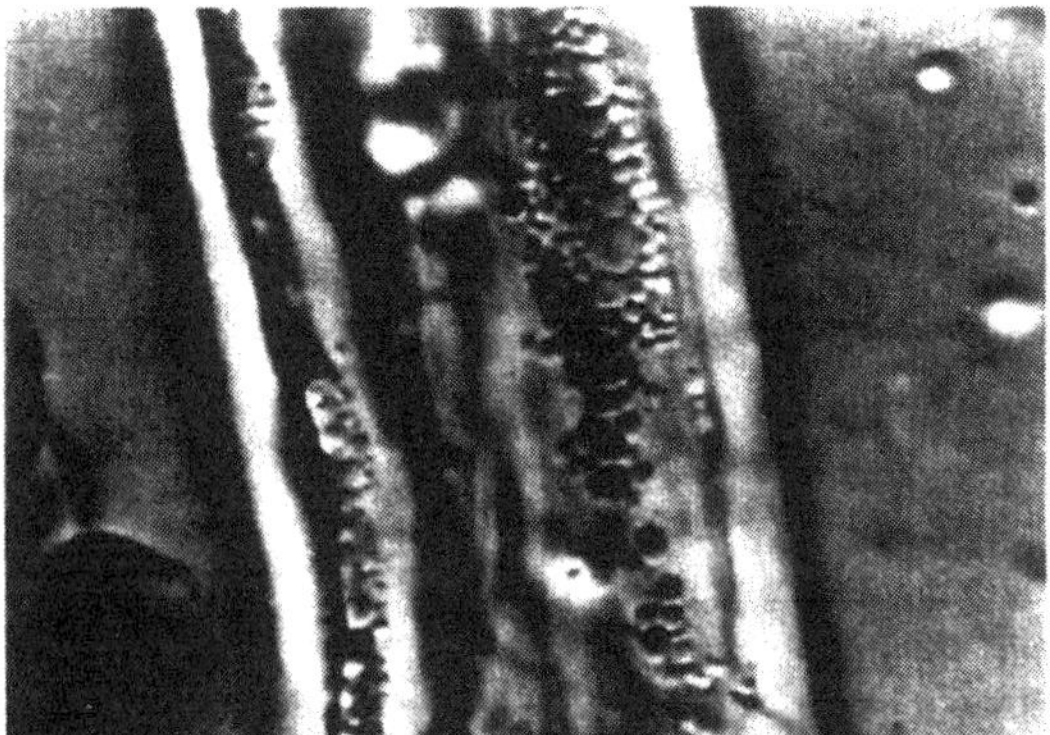

森下博士が発見し、「ボンパ血管」と命名した“未知の経絡管組織状脈管”。その内腔の一部にソマチッド顆粒が密集し、その群集体の中での成育過程も観察される。

写真22

さらに、博士が愕然としたのは、一九五〇年代に比べて、巨大〝プラーク〟でも着色組織が激増していたことだ。日本人はミクロの組織まで〝汚染〟されている。

「時代の経過と共に化学薬剤、とくに抗ガン剤の侵襲で着色組織が激増したのです！」（森下博士）

「径絡造血現象」を発見する

森下博士は、患者の耳朶から採取した血液中に、もはや〝プラーク〟とも莢雑物とも呼べない巨大な構造体を次々に発見している。それは、超大型脈管の形状をしていた**（写真22）**。まさに、血液中に存在する謎の〝脈管〟である。

森下博士は、その大型脈管群を「鳳巴《ぼんぱ》血管」と命名した。

「一九六〇年初期に、登場した金鳳漢《キムボンハン》博士（北朝鮮）の〝鳳漢管〟すなわち『血管・リンパ管以外の〝第三〟の経絡管的脈管が存在するという研究に敬意を表すると共に、この〝鳳漢管〟固有の波動とともに共鳴する大型脈管群を、私は『鳳漢管』『リンパ管』『血管』の三者の名を繋ぎ合わせて『鳳巴（ボンパ）血管』と名付けたのです」（森下博士）

博士は、この「ボンパ血管」を、子細に観察、検証した。

「すると、その一部に、吸氣性の成長微粒子が存在していたのです。たぶん、ガストン・ネサンの発見したソマチッドでしょう。それが漸次成大しリンパ球にまで発展する。また、このリンパ球はHb（ヘモグロビン）を吸着して**赤血球化していくと観察されました**」

つまり、大気中の氣エネルギーを吸収して、ソマチッドが増殖し、それが最後は血球細胞に変化していった。

つまり、見えない氣エネルギー（宇宙エネルギー）が、血球細胞に変化してゆくのだ。

これは、人類史をひっくり返しかねない大発見である。

人間もまた光合成的生き方が可能であることの示唆なのだから。

――氣エネルギー↓ソマチッド↓血球細胞↓体細胞（人体）――

宇宙でもっとも強い氣エネルギーは太陽エネルギーであろう。

それを浴びると氣エネルギーは生命エネルギー源となり、さらに生命体となる。

私は、若い頃、ヨガを学んで、その教義書に「真人は光によって生きる」とあり、これはヨガ哲理の比喩的な表現であろう、と解釈していた。

しかし、それは、本当のことだったのだ！　これで、不食の人がなぜ生命を保てるか？　その謎が解けた。森下博士は、少なくとも世界には二〇万人の完全不食の人が存在する、と推計しておられる。彼等は宇宙エネルギー（氣＝プラナ）を〝食べて〟生きている。よって、彼等は、自らを〝プラナリアン〟と自称している。

むろん、誰でもがこの境地に到達できるというものであるまい。だから、ヨガも真人にいたる修行を説いている。

生命エネルギーは、こうして少なくとも四段階の系があることが、立証されたのだ。

①酸化系（カロリー理論）：食物の酸化エネルギーで生きる。

②解糖系（糖分解理論）：糖を乳酸に分解エネルギーで生きる。

③核エネルギー系（元素転換理論）：生体内元素転換から発生する核エネルギー。

④宇宙エネルギー系（ソマチッド増殖）：氣エネルギー（プラナ）が生体エネルギーに変換。

しかし、例によってこの大発見も、学界からは黙殺されたままだ。認めれば、人類の科学史が根底から吹き飛ぶ。それはじつに、面白いではないか。痛快ではないか。

学問は、これでなくては、ツマラナイ……。

既得権にしがみつく頭に石コロが詰まった〝学者〟たちには、もはや用はない。

若き人々よ、この千島・森下学説を学べ！　といいたい。そして、森下博士が到達した、痛快無比の「経絡造血説」を学び、世に広めよ！　そうすれば、躍動と感動の未来が開けることは間違い無しだ。

世界長寿郷を六〇数回も実地調査

なお、森下博士の業績で、さらに特筆しておくべき事がある。

それが、長寿郷の探訪調査だ。先生は、そのきっかけを語る。

「一九七〇年代に発症した戦中派（大正一三〜昭和五年）のガン患者は、森下食事療法に対して、不思議なほど良好な反応を示しました。勝手に治癒して、治っていってしまう。この時、頭に閃《ひらめ》いたことがあります。森下食事療法の内容が世界的長寿郷・百寿者たちの食生活と酷似するのではないか、と直感したのです。とにかく、当時の長寿郷では一五〇歳の老人たちが多数生存していたのですから！」

思い立ったら即行動の森下博士は、早速、一九七五年、「森下世界長寿郷・調査団」を結成。それから、年に二、三回というハイペースで、コーカサス、グルージアを振出しに、世界長寿郷の実地調査を行っている。

「以来、コーカサス山脈・南麓、パミール高原周辺、そして中国の主要長寿郷等々を、四〇年間に、約六〇回にわたって現地調査を済ませたことになりますね」

先生は、しごくアッサリとおっしゃる。しかし、これは並大抵の体力では、こなせない仕事だ。なぜなら、これら世界の長寿郷は、いずれも、鳥も通わぬほどの秘郷地帯に点在するからだ。齢八七歳にして、体力は頑健無比、そして、気力は充実横溢《おういつ》……。その森下博士にして、達成できた壮挙といえる。

見えてきた『新医学』の未来

千島・森下学説は、まさに半世紀前に提案された『新医学宣言』そのものであった。

しかし、それは既成医学界の徹底的な弾圧の憂き目に遭い、無念の頓挫を余儀なくされた。その背後に、ロックフェラー財閥など、超巨大な医療マフィア等の見えざる力が介在していたのは、間違いない。

しかし、我々は両先達の熱い志を引き継いで、二〇一五年初頭、新たに『新医学宣言』を社会にアピールした。

まさに捲土重来《けんどちょうらい》――。

三月二八日には、「子どもたちの未来を守れ！」を合い言葉に、東京（池袋）で、『新医学宣言』全国六〇〇人集会を決行した。そこには、全国各地から熱い思いの人々が参集した。そして、森下敬一博士も、最高顧問として、激励メッセージを送ってくださった。

本書でもわかるように約二〇〇年の虚妄の西洋医学は、崩壊を始めた。未来の新医学の希望は、はっきりと見えてきた。

……もう、われわれは一歩も後に引かない。

あとがき　『新医学宣言』へ、あなたの参加を……！

現代医療が、音を立てて大崩壊を始めた。

イスラエル全土で、病院がストをしたら同国死亡率が半減した。

そして、病院が再開したら、死亡率は元に戻った！　つまり、人類の二人に一人は病院で〝殺されている〟。

「現代医学の神は〝死神〟であり、病院は〝死の教会〟である」

このロバート・メンデルソン博士（米、小児科医）の告発は真実だった（『医者が患者をだますとき』ＰＨＰ文庫）。

博士は、こう断言している。

「現代医療で評価できるのは一割の救命医療のみ。九割は慢性病には無力で、治すどころか悪化させ、死なせている」「地上から九割の医療が消え失せれば、人類はまちがいなく健康になれる。それは、私の信念である」

あなたは耳を疑い、目を疑うはずだ。それは、それまでの〝常識〟と、あまりにかけ離れているからだ。しかし、あなたの〝常識〟は、どうして培われたのだろう？

それは、教育とメディアからだ。しかし、地球を支配する〝闇の力〟は、とっくの昔から教育とメディアを完全支配してきた。たとえば、ロイター、AP、AFPなど世界の通信社の九割以上が、ロックフェラーとロスチャイルドという二大財閥によって、完璧に掌握されている。〝かれら〟は、国家を遥かに凌駕する力を持っている。だから教育の支配など造作もないことなのだ。すでに、世界の超大富豪八〇人が所有する富は、人類三五億人分（下位）の富と同等だ。とっくの昔に地球は、〝かれら〟にハイジャックされている。そして、九九％の人類は、まったくその事実に無知である（英、文明批評家、デーヴィット・アイク）。

〝かれら〟の人類支配は二〇〇年以上前から密かに進められてきた。

近代主義（モダニズム）の正体は〝帝国主義〟（インペリアリズム）であった。それは、強大な〝闇の勢力〟による弱い国家、民族に対する詐欺、強奪、殺戮の歴史だった。そこには、当然、医療利権も含まれる。

二〇〇年以上にわたる近代西洋医学もまた、詐欺、強奪、殺戮の道具でしかなかったのだ。

「小さな嘘は、すぐばれる。大きな嘘は、絶対ばれない」

こう豪語したのは、かのアドルフ・ヒットラーである（『我が闘争』より）。

さらに、彼の腹心ゲッペルスはこうも言っている。

「嘘も一〇〇回言えば、真実になる」

まさに、医学、医療の詐術もまた、〝大きな嘘〟の繰り返しだった。

ワクチン、抗生物質、抗ガン剤、放射線療法、向精神薬、遺伝子治療……〝かれら〟は、その都度、〝夢の治療〟のアドバルーンの幻影で、人類を幻惑してきた。本文で述べたようにｉＰＳ細胞から連なる再生医療もまた、その〝洗脳〟のための幻想にすぎない。

しかし、純朴な人類は、またもやその〝詐術〟に心酔する。

〝かれら〟の目には、人類は「家畜」でしかない。「家畜」からは自由自在に収奪する。用がすめば屠殺する。〝かれら〟は、地球の適正人口は五億人と宣言している。

とりあえず六〇億人を〝処分〟する……。その人口削減と大量収奪の手段として、現代医療が存在する。はやくいえば、大量の〝人殺し〟と〝金儲け〟である。

しかし、われわれは断じて、一握りの〝闇の勢力〟に飼われる家畜であってはならない。われわれは〝人殺し〟と〝金儲け〟の手段である現代医療を断固拒否する。

われわれは、殺人医療ではなく活人医療を、心底より求める。

それは、われわれの生命の根源に備わる自然治癒力を、最大限に活かす真の医学だ。

われわれは、それを『新医学宣言』として提起する。ここに数多くの人々の賛同を求める。

《新医学宣言　一〇ケ条》

①「自然治癒力」を最重視する。（大自然の力を解明し活かす）
②「食」「心」「体」から治す。（圧殺した伝統諸流派の復活）
③「自然療法」の最大利用を！（食事、運動、温泉、転地等）
④「精神神経免疫学」の評価。（「心理療法」の確立、応用）
⑤「笑いの療法」の積極活用。（驚嘆の効用を現場で活かせ）
⑥「氣の療法」の積極活用。（気功、鍼灸、指圧等を活用）
⑦「整体療法」「運動療法」等を。（呼吸法、ヨガ体操、瞑想等）
⑧「建築医学」など環境医学を。（環境と健康は不可分である）
⑨広範な「代替療法」の検証。（民間伝承は体験科学の蓄積）
⑩「新医学行政」確立を目指す――。（予防医療、成功報酬の重視）

＊事務局　ＦＡＸ：０４４－５５５－３０４２　メール：5963@helth.essay.jp

末筆ながら、懇切な監修をいただいた森下敬一博士には、心からの謝辞を捧げたい。先生の加筆により、本書はさらに充実した内容となった。世界の既成学界に大いなる影響を与え得る書になったと自負している。

著者　船瀬俊介

主な参考文献

『森下自然医学のあゆみ《草創》を枝折る』（国際自然医学会）
『肉を食べると早死にする』（森下敬一著　ペガサス）
『生まれてからでは遅すぎる』（森下敬一著　文理書院）
『ウイルヒョウの生涯』（E・H・アッカークネヒト著　村上陽一郎、他訳　サイエンス社）
『いのち自衛』（千島喜久男著　けんこう村）
『ドイツ波動健康法』（ヴィンフリート・ジモン著　現代書林）
『iPS細胞』（田中幹人著　日本実業出版社）
『隠された造血の秘密』（酒向猛著　エコクリエイティブ）
『丹羽ガン療法』（丹羽靭負著　徳間書店）
『断食のすすめ』（寺井嵩雄他著　柏樹社）
『不食実践ノート』（山田鷹夫著　三五館）
『奇跡が起こる半日断食』（甲田光雄著　マキノ出版）

『断食博士の「西式健康法」入門』（甲田光雄著　三五館）
『死の病原体プリオン』（リチャード・ローズ著　桃井健司他訳　草思社）
『ショック・ドクトリン（上）（下）』（ナオミ・クライン著　幾島幸子他訳　岩波書店）
『真のユダヤ史』（ユースタス・マリンズ著　天童竺丸訳　成甲書房）
『これが「人殺し医療サギ」の実態だ！』（ベンジャミン・フルフォード、船瀬俊介著　ヒカルランド）
『食べない人たち』（森美智代、山田鷹夫、秋山佳胤著　マキノ出版）
『微小生命体と赤血球・白血球の正体』（微小生命体研究会　ブイツーソリューション）
『断食でガンは治る』（鶴見隆史著　双葉新書）
『見えない世界の科学が医療を変える』（長堀優著　でくのぼう出版）
『秘密結社の謎』（並木伸一郎著　三笠書房）
『ハイジャックされた地球を99％の人が知らない（上）（下）』（デーヴィッド・アイク著　本田繁邦訳　ヒカルランド）
『闇の支配者に握り潰された世界を救う技術（現代編）』（ベンジャミン・フルフォード著　イーストプレス）
『医療殺戮』（ユースタス・マリンズ著　天童竺丸訳　ともはつよし社）
『ビッグ・ファーマ』（マーシャ・エンジェル著　栗原千絵子他　訳　篠原出版新社）
『ヨガ総合健康法（上）』（沖正弘著　致知出版社）
『実践冥想ヨガ――生活篇』（沖正弘著　日貿出版社）

『ヨガ叢書〈第二巻〉生活を正す』（沖正弘編著　霞ヶ関書房）
『ヨガ叢書〈第三巻〉人間をつくる』（沖正弘編著　霞ヶ関書房）
「ヨガの楽園」（沖正弘著　カッパブックス）
『99％がバカに〝洗脳〟された国NIPPON！』（宮城ジョージ著　ヒカルランド）
『断食・少食健康法』（甲田光雄著　春秋社）
『「長生き」したければ食べてはいけない!?』（船瀬俊介著　徳間書店）
『千島学説入門』（忰山紀一著　地湧社）
『3日食べなきゃ、7割治る！』（船瀬俊介著　三五館）
『モンスター食品が世界を食い尽くす』（船瀬俊介著　イースト・プレス）
『ワクチンの罠』（船瀬俊介著　イースト・プレス）
『抗ガン剤の悪夢』（船瀬俊介著　花伝社）
『やってみました！　1日1食』（船瀬俊介著　三五館）
『若返ったゾ！　ファスティング』（船瀬俊介著　三五館）
『できる男は超少食』（船瀬俊介著　主婦の友社）
『クロス・カレント――電磁波〝複合〟被爆の恐怖』（ロバート・ベッカー著　船瀬俊介訳　新森書房）
『抗ガン剤で殺される』（船瀬俊介著　花伝社）
『病気はこうしてつくられる』（船瀬俊介・宇田川久美子著　ヒカルランド）

『レノン「イマジン」からマクロビオティックへ』（高橋昌裕著　創英社）
『無病法』（ルイジ・コルナロ著　中倉玄喜訳　ＰＨＰ研究所）
『医者が患者をだますとき』（ロバート・メンデルソン著　草思社）
『細胞から元気になる食事』（山田豊文著　新潮文庫）
『「食」を変えれば人生が変わる』（山田豊文著　河出文庫）
『新医学宣言――いのちのガイドブック』（船瀬俊介著　キラジェンヌ）
『病院で殺される』（船瀬俊介著　三五館）
『ガン検診は受けてはいけない!?』（船瀬俊介著　徳間書店）
『月刊　森下自然医学』（各号）
『アメリカ食は早死にする』（船瀬俊介著　花伝社）

船瀬俊介（ふなせ・しゅんすけ）

1950年、福岡県生まれ。九大理学部を経て、早大文学部、社会学科卒業。日本消費者連盟スタッフとして活動の後、1985年、独立。以来、消費・環境問題を中心に執筆、評論、講演活動を行う。主なテーマは「医・食・住」から文明批評にまで及ぶ。近代の虚妄の根源は——近代主義（モダニズム）の正体は帝国主義（インペリアリズム）であったと指摘。近代に於ける医学・栄養学・農学・物理学・化学・建築学さらには哲学・歴史学・経済学まで、あらゆる学問が“狂育”として帝国主義に奉仕し、人類支配の“道具”として使われてきたと告発。近代以降の約200年を「闇の勢力」が支配し石炭・石油・ウランなどで栄えた「火の文明」と定義し、人類の生き残りと共生のために新たな「緑の文明」の創造を訴え続けている。有為の同志を募り月一度、「船瀬塾」主宰。未来創世の端緒として、『新医学宣言』を提唱、多くの人々の参加を呼びかけている。
主な著作に『抗ガン剤で殺される』、『笑いの免疫学』、『抗ガン剤の悪夢』、『病院に行かずに「治す」ガン療法』、『アメリカ食は早死にする』、『ショック！やっぱりあぶない電磁波』、『原発マフィア』、『和食の底力』（以上、花伝社）、『クスリは飲んではいけない!?』、『ガン検診は受けてはいけない!?』、『「長生き」したければ食べてはいけない!?』、『放射能汚染だまされてはいけない!?』（徳間書店）、『五大健診は病人狩りビジネス』（ヒカルランド）、『病院で殺される』、『３日食べなきゃ７割治る』、『やってみました！　１日１食』（三五館）、『できる男は超少食』（主婦の友社）などがベストセラーに。さらに『新医学宣言——いのちのガイドブック』（キラジェンヌ）、『THE GREEN TECHNOLOGY』（彩流社）ほか多数。

人を活かす医療を求めて「新医学宣言」を立ち上げ、新しい医療のあり方や療法を提案。

新医学宣言
http://www.new-medicine.jp/

ファスティング（断食）ネット
http://fasting-net.com/

船瀬俊介公式ホームページ
http://funase/info/
無料メールマガジン配信中！

ＳＴＡＰ細胞の正体――「再生医療は幻想だ」復活！　千島・森下学説

2015年 5月25日　　初版第１刷発行
2020年 2月 1日　　初版第５刷発行

著者 ――― 船瀬俊介
監修 ――― 森下敬一
発行者 ―― 平田　勝
発行 ――― 花伝社
発売 ――― 共栄書房
〒101-0065　東京都千代田区西神田2-5-11 出版輸送ビル2F
電話　　03-3263-3813
FAX　　03-3239-8272
E-mail　　info@kadensha.net
URL　　http://www.kadensha.net
振替 ―――00140-6-59661
装幀 ――― 水橋真奈美（ヒロ工房）
印刷・製本 ― 中央精版印刷株式会社

ISBN978-4-7634-0738-2 C0036